"十四五"国家重点出版物出版规划项目

国医大师李今庸医学全集

医经选讲义

李今庸　编著

学苑出版社

图书在版编目（CIP）数据

医经选讲义/李今庸编著 . —北京：学苑出版社，2024.3
（国医大师李今庸医学全集）
ISBN 978-7-5077-6908-1

Ⅰ.①医… Ⅱ.①李… Ⅲ.①医经－研究 Ⅳ.①R22

中国国家版本馆 CIP 数据核字（2024）第 047207 号

责任编辑：黄小龙
出版发行：学苑出版社
社 址：北京市丰台区南方庄 2 号院 1 号楼
邮政编码：100079
网 址：www.book001.com
电子邮箱：xueyuanpress@163.com
联系电话：010－67601101（营销部）、010－67603091（总编室）
印 刷 厂：北京兰星球彩色印刷有限公司
开本尺寸：710 mm × 1000 mm 1/16
印 张：18
字 数：268 千字
版 次：2024 年 3 月第 1 版
印 次：2024 年 3 月第 1 次印刷
定 价：108.00 元

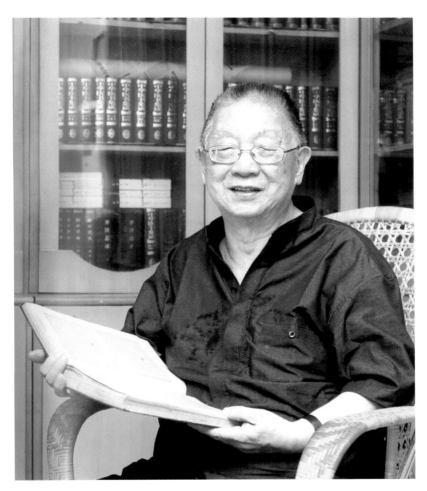

　　李今庸（1925年10月22日—2022年4月27日），湖北枣阳市人，当代著名中医学家，中医教育学家，湖北中医药大学终身教授，国医大师，国家中医药管理局评定的第一批全国老中医药专家学术经验继承工作指导老师。

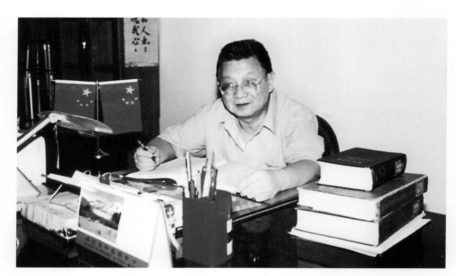

李今庸教授主持湖北省中医药学会工作 20 余年

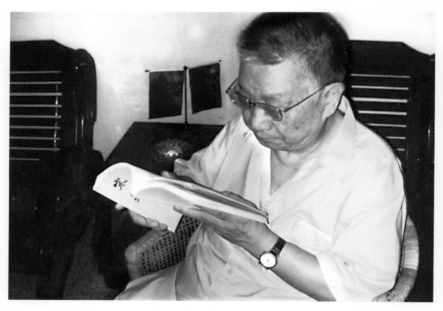

李今庸教授在研读史书

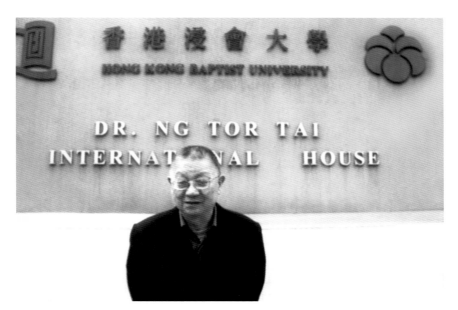

李今庸教授在香港浸会大学讲学期间留影

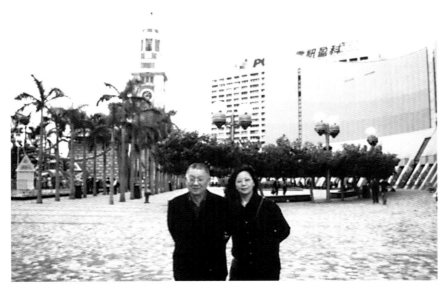

李今庸教授在香港讲学期间与女儿李琳合影

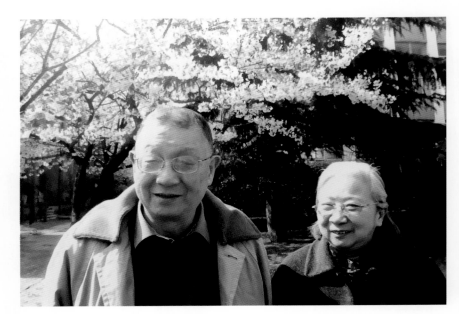

李今庸教授与夫人齐立秀合影

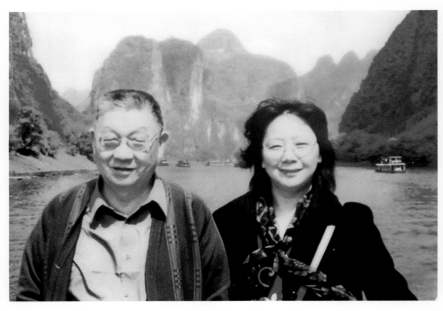

李今庸教授与女儿李琳合影

中国的长期封建社会中，創造了燦爛的古代文化。清理古代文化的发展过程，剔除其封建性的糟粕，吸收其民主性的精华，是发展民族新文化提高民族自信心的必要条件，但是决不能无批判地兼收並蓄。

摘自《新民主主义论》

李今庸教授书法（一）

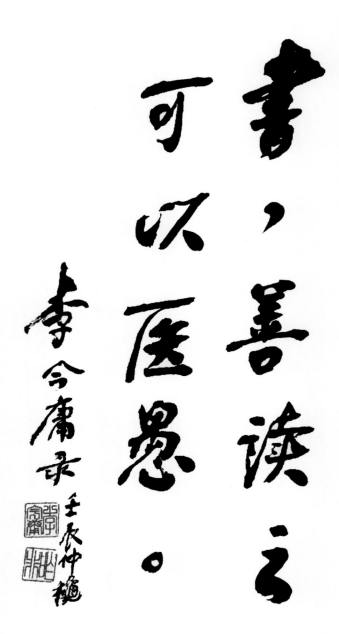

书，善读之可以医愚。

李今庸录　壬辰仲秋

李今庸教授书法（二）

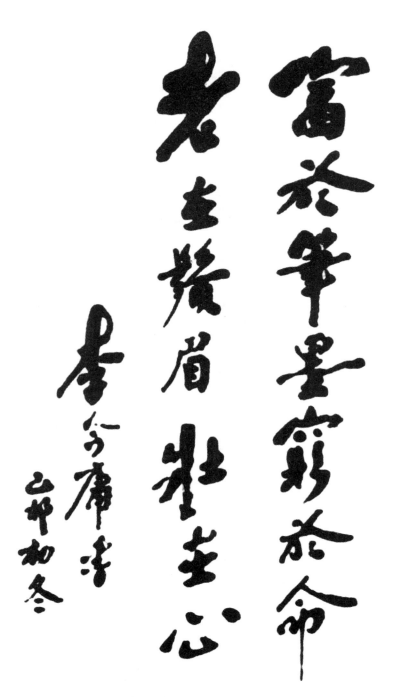

富於筆墨窮於命
老去鬚眉壯其心

李今庸書
乙卯初冬

李今庸教授书法（三）

鞠躬厥職，豈能盡如人意；

渴誅斯任，但求無愧我心。

李今庸教授书法（四）

通古博今研岐黄　精勤不倦育桃李

（代总序）

　　李今庸先生，字昨非，1925 年出生于湖北省枣阳市唐家店镇一个世医之家。今庸之名取自《三字经》："中不偏，庸不易。"意为立定志向，矢志不移，永不改易。昨非，语出陶渊明《归去来兮辞》："实迷途其未远，觉今是而昨非。"含有不断修正自己错误认识的意思。书斋曰莲花书屋，义出周敦颐《爱莲说》："出淤泥而不染，濯清涟而不妖。"李今庸先生平生行止，诚如斯言。《孟子·滕文公章句上》说："舜何人也，予何人也，有为者亦若是。"他把这句话作为座右铭。

　　李今庸先生从医 80 载，执教 62 年，在漫长的医教研生涯中积累了宝贵的治学经验。其治学之道，建造了弟子成才的阶梯，是后学登堂入室的通途。听其教、守其道、恭其行者，多能登堂入室，攀登高峰。

博学强志　医教研优

　　李今庸先生 7 岁入私塾读书，开始攻读《论语》《孟子》《大学》《中庸》《礼记》等儒家经典，他博闻强志，日记千言，常过目成诵。1938 年随父学医，兼修文学，先后研读《黄帝内经》《针灸甲乙经》《难经》《伤寒论》《金匮要略》《脉经》《诸病源候论》《千金要方》《千金翼方》《外台秘要》《神农本草经》等，随后其父又命其继续攻读历代各家论著和各科著作，并指导他阅读《毛诗序》《周易》《尚书》等书。对于《黄帝内经》，他大约只用了一年的时间，即将其内容烂熟于心。现在只要提到《黄帝内经》的某一内容，他都能不假思索明确无误地给你指出，本段内容是在《素问》或《灵枢》的某一篇，所以被人们誉为"《内经》王""活字典"。

　　1961 年，时任湖北中医学院副院长的蒋立庵先生，将一本《江汉论坛》杂志给了李今庸先生。他认真阅读后，敏锐地意识到蒋老是希望他掌握校勘训诂学的知识，以便有效地研究整理古典医籍。从 20 世纪 60 年代初开始，他先后阅读了大量有关古代小学类书籍。通过认真阅读《说文解字》《说文解字注》《说文通训定声》《说文解字义证》《说文解字注笺》等，他对许学相当熟悉，又广泛阅读了雅学、韵书以及与小学有关的书籍。从此，他掌握了治学之道，并以此助推医教之道。

一般而言，做学问应具备三个条件：一为深厚的家学，二为名师指点，三为个人勤奋。这三点李今庸先生都具备了，所以先生才有了今天的成就。

李今庸先生在 1987 年到 1999 年间，先后被中国中医研究院（现中国中医科学院）研究生部、张仲景国医大学、长春中医学院（现长春中医药大学）等单位聘为客座教授和临床教授，为这些单位的中医药人才培养做出了贡献。1991 年 5 月被确认为第一批全国老中医药专家学术经验继承工作指导老师，同年获国务院政府特殊津贴；1999 年被中华中医药学会授予全国十大"国医楷模"称号；2002 年获"中医药学术最高成就奖"；2006 年获中华中医药学会"中医药传承特别贡献奖"；2011 年被国家中医药管理局确定为全国名老中医药专家传承工作室建设项目专家；2013 年 1 月被国家中医药管理局确定为首批中医药传承博士后合作导师，为国家培养中医药高层次人才。

校勘医典　著作等身

李今庸先生在治学上锲而不舍，勇攀高峰，正所谓"路漫漫其修远兮，吾将上下而求索"。他在 20 世纪 60 年代就步入了校勘医典这条漫长而又崎岖的治学之路。在这方面他着力最勤，费神最深，几乎是举毕生之力。他曾说道：首先要善于发现古书中的问题，然后对所发现的问题进行深入研究考证，并搜集大量的古代文献加以证实。当写成文章时，又必须考虑所选用文献的排列先后，使层次分明，说明透彻，让人易于读懂。如此每写一篇文章，头痛数日不已，然而他仍乐此不疲。虽是辛苦，然也获得了丰硕的成果。经一番整理后，不仅使这些古籍中的文字义理畅达，而且其医学理论也明白易晓，从而使千百年的疑窦涣然冰释，实有功于后学。

李今庸先生首创以治经学方法研究古典医籍。他将清朝乾嘉时期所兴起的治经学方法，引入到古医籍的研究整理之中。他依据训诂学、校勘学、音韵学、古文字学的基本原理，以及方言学、历史学、古文献学、考古学和历代避讳规律等相关知识，结合中医药学理论和临床实际经验，对古医书中的疑难问题进行了深入研究。对古医书中有问题的内容，则采用多者刈之、脱者补之、隐者彰之、错者正之、难者考之、疑者存之的方法，细心疏爬。他治学态度严谨，一言之取舍必有据，一说之弃留必合理。其研究所涉及的范围相当广泛，如《素问》《灵枢》《难经》《甲乙经》《太素》《伤寒论》《金匮要略》《神农本草经》《肘后方》《新修本草》《千金要方》《千金翼方》《马王堆汉墓帛书》以及周秦两汉典籍中有关医学的内容。每有得则笔之以文，其研究的千古疑难问题多达数百处。从 20 世纪 50 年代末至现在，他发表了诸如"析疑""揭疑""考释""考义"类文章 200 多篇。2008 年，他在外地休养的时候，凭记忆又搜集了古医书中疑难之处 88 条；同时，还从《吕氏春秋》高诱训解的文字中，总结出声转可通的文字 121 例，其中部分内容现已整理成文，由此可见先生对古医籍疏爬之勤。

设帐杏坛　传道授业

李今庸先生执教已 62 个春秋，在中医教育学上，开创和建立了两门中医经典学科（《黄帝内经》《金匮要略》）。他先后长期系统性地给师资班、西学中班、本科生、研究生等各类不同层次学生讲授《金匮要略》《黄帝内经》《难经》及《中医学基础》等课程。自 1978 年开始，又在全国中医界率先开展《内经》专业研究生教育。同时，李今庸先生还担任北京中医两院（中国中医研究院、北京中医学院）研究生班《金匮要略》授课老师。1973 年起，李今庸先生受邀赴原北京中医学院、原上海中医学院讲授《中医学基础》；1978 年起，并先后赴辽宁、广西、上海等地的中医药院校讲授《黄帝内经》《金匮要略》等经典课程。

李今庸先生非常重视教材建设。1958 年，他首先在原湖北中医学院筹建金匮（内科）教研组，并担任组长，其间独立编写了《金匮讲义》，作为本院本科专业使用。1963 年独立编写了全国中医学院第二版试用教材《金匮要略讲义》，从而将《金匮》这一学科推向了全国；1973 年，为适应社会上的需求，对该书稍作润色，作为全国中医学院第三版试用教材再版发行。1960 年，担任《内经》教研组组长，独立编写了《医经选讲义》《内经讲义》（原文），供湖北中医学院本科专业使用；1961 年，独立编写了《难经选读》《黄帝内经素问讲义》（原文），供湖北中医学院本科专业、西医学习中医班使用；1962 年，独立编写了中医学院讲义《内经》（蓝本）；1963 年，赴江西庐山参加了全国中医学院第二版试用教材《内经讲义》的审稿定稿。1974、1976 年分别协编全国中医学院教材《中医学基础》；1977、1979 年，主编《内经选编》《内经选读》，作为原湖北中医学院中医研究生班前期课程中的《内经》试用教材，并亦供中医本科专业使用，该教材受到全国《内经》教师的好评；1978 年，参与编著高等中医药院校教学参考丛书《内经》；1982 年主编高等中医药院校本科生、研究生两用教材《黄帝内经选读》，1987 年为光明中医函授大学编写出版了《金匮要略讲解》。几十年来，李今庸先生为中医药院校教材建设，倾注了满腔心血。

李今庸先生注重师资队伍建设。先生在主持原湖北中医学院内经教研室工作时，非常重视对教师的培养。1981 年，他在教研室提出了"知识非博不能返约，非深不能至精"的思想。他要求教师养成"读书习惯和写作习惯"。为配合教师读书方便，他在教研室创建了图书资料库室，收藏各类图书 800 余册，并随时对教师的学习情况进行督促检查。1983 年，他组织主持教研室教师编写刊印了《黄帝内经索引》；同时，他又组织主持教研室教师编写了《新编黄帝内经纲目》，作为本院及部分兄弟院校《内经》专业研究生学位使用教材。通过编辑书籍及教学参考资料，提高教师的专业水平。在对教师的使用上，尽量做到人尽其才，才尽其用。通过十几年坚持不懈努力，现已培养出一批较高素质的中医药教师队伍。

在半个多世纪的中医药教学生涯中，先生主张择人而教、因材施教，注重传授真知和问答教学。他要求学生学习中医时必须树立辩证唯物主义和历史唯物主义思维方式，将不同时代形成的医学著作和理论体系置于特定历史时代背景中研究，重视经典著作教学和学生临床实践。1962 年，先生辅导高级西医离职学习中医班集体写作《从藏府学说看祖国医学的理论体系》一文，全文刊登于《光明日报》，并被《人民日报》摘要登载、《中医杂志》全文收载，在全国产生了很大影响。

扎根一线　累起沉疴

李今庸先生在 80 年的医疗实践中，形成了独特的医疗风格、完整的临床医学思想，积累了大量的临床经验。其一，形成了完整的临床医学指导思想，即坚持辩证历史唯物主义思想指导下的"辩证论治"；其二，独创个人临床医疗经验病证证型治疗分类 580 余种，著有《李今庸临床经验辑要》《中国百年百名中医临床家丛书·李今庸》《李今庸医案医论精华》等临床著作。

李今庸先生通晓中医内外妇儿及五官各科，尤长于治疗内科和妇科疾病。在 80 年的临床实践中，他在内伤杂病的补泻运用上形成了自己独特的风格，即泻重痰瘀，补主脾肾。脾肾两藏，一为后天之本，一为先天之本，是人体精气的主要来源。二藏荣则一身俱荣，二藏损则一身俱损。因此，在治虚损证时，补主脾肾。在临床运用中，具体又有所侧重，小儿重脾胃，老人重脾肾，妇女重肝肾。慢性久病，津血易滞，痰瘀易生，痰瘀互结互病，易成窠囊。他对于此类病证的治疗是泻重痰瘀，或治其痰，或泻其瘀，或痰瘀同治。他临床经验丰富，辨证准确，用药精良，常出奇兵以制胜，其经验可见于《国医大师李今庸医学全集》中。

李今庸先生非常强调临床实践对理论的依赖性，他常说："治病如同打仗一样，没有一定的医学理论做指导，就不可能进行正确的医疗活动。"如 1954 年长江流域发大水，遭受特大洪涝灾害之时，奔赴一线的李今庸"抗洪抢险防病治病"工作队，以中医理论为指导，运用中药枯矾等，成功控制住了即将暴发的急性传染性消化道疾病；再如一壮年男子，突发前阴上缩，疼痛难忍，呼叫不已，李今庸先生据《素问·厥论》"前阴者，宗筋之所聚"，《素问·痿论》"阳明者，五藏六府之海，主润宗筋"的理论，为之针刺足阳明经之归来穴，留针 10 分钟，病愈，后数十年未再发，此案正印证了其善于以经典理论对临床的指导运用。李老常言："方不在大，对证则效；药不在贵，中病即灵。"

从 1976 年起，李老应邀赴北京、上海、南京、南宁、福州、香港、韩国大田等多地讲学，传授临床经验，深入开展中外学术交流。

振兴中医　奔走疾呼

李今庸先生作为一代中医药思想家，从未停止过对中医药学理论、临床、教育的反复深入思考。1982 年、1984 年，他两次同全国十余名中医药专家联名上书党中央、国务院，建议成立国家中医药管理总局，加强党对中医药事业的领导，受到中央领导重视和采纳。1986 年国务院批示，1988 年，国家中医药管理局挂牌成立。其后，又积极支持组建中医药专业出版社。1989 年，中国中医药出版社成立。2003 年，向党中央和国务院领导写信陈述中医药学优越性和东方医学特色，建议制定保护和发展中医药的法规，同年，国务院颁布《中华人民共和国中医药条例》。

李老在担任湖北省政协常委及教科文卫体委员会副主任期间，深入基层考察调研，写了大量提案及信函建议。在湖北省第五届政协会议上，提出"请求省委、省政府批准和积极筹建'湖北省中医管理局'，以振兴我省中医药事业"等提案。2006 年，湖北省中医药管理局成立。

1980 年、1983 年等分别向省委、省政府致信建议召开李时珍学术会议，成立李时珍研究会，开展相关研究，为在全国范围内形成纪念李时珍学术活动氛围奠定了坚实根基。

1986 年李老当选为湖北省中医药学会理事长。此后，主持湖北省中医药学会工作长达二十余年。组织举行"鄂港澳台国际学术交流大会""国际传统医学大会"等各种大型中医药学术研讨会和国际学术交流会议。其间，连续数年主编有《湖北中医药信息》《中医药文化有关资料选编》等。

近年来，李老对中医药学术发展方向继续进行深入思考与研究。认为中西医学不能互相取代，只能在发展的基础上取长补短，必须努力促使西医中国化、中医现代化，先后撰写和发表了《论中医药学理论体系的构成和意义》《发扬中医药学特色和优势提高民族自信心和自豪感》《试论我国"天人合一"思想的产生及中医药文化的思想特征》《中医药学应以东方文化的面貌走向现代化》《关于中西医结合与中医药现代化的思考》《略论中医学史和发展前景》等文章。

今将李今庸先生历年写作刊印、出版和未出版的各种学术著作，集中起来编辑整理，勒成一部总集，定名为《国医大师李今庸医学全集》，予以出版，一则是彰显李老半个多世纪以来，在中医药学术上所取得的具有系统性和创造性的重要成就，二则是为中医药学的传承留下一份丰厚的学术遗产。

　　李今庸先生历年写作并刊印和出版的各种著作数十部，附列如下（以年代先后为序）：

　　《金匮讲义》，李今庸编著，原湖北中医学院中医专业本科生用教材。1959 年，内部油印。

　　《中医学概论》，李今庸编著，原湖北中医学院中医专业本科生用教材。1959年，内部刊印。

　　《内科学讲义》，李今庸编著，原湖北中医学院中医专业本科生用教材。1960年 1 月，内部刊印。

　　《医经选讲义》，李今庸编著，原湖北中医学院中医专业本科生用教材。1960年，内部刊印。

　　《内经讲义》，李今庸编著，原湖北中医学院中医专业本科生用教材。1960 年，内部刊印。

　　《难经选读》，李今庸编著，原湖北中医学院中医专业本科生用教材。1961 年，内部刊印。

　　《黄帝内经素问讲义》，李今庸编著，原湖北中医学院中医专业本科生用、高级西医离职学习中医班用教材，1961 年，内部刊印。

　　《内经》（蓝本），李今庸编著，原中医学院讲义，中医专业本科生用教材，1962 年 4 月，内部刊印。

　　《金匮要略讲义》（蓝本），李今庸编著，原中医学院讲义，中医专业本科生用教材，1963 年 4 月，内部刊印。

　　《金匮要略讲义》，李今庸编著，全国中医学院中医专业本科生用第二版统一教材。1963 年 9 月，上海科学技术出版社出版。

　　《中医概论》，李今庸编著，原湖北中医学院中医专业本科生用教材，1965 年 9 月，内部刊印。

　　《内经教学参考资料》，李今庸编著，原湖北中医学院中医专业教学参考用书。1965 年 12 月，内部刊印。

　　《中医学基础》，李今庸编著，原湖北中医学院中医专业用教材。1971 年，内部铅印。

　　《金匮要略释义》，李今庸编著，中医临床参考丛书，全国中医学院西医学习中医者、中医专业用第三版统一教材。1973 年 9 月，上海科学技术出版社出版。

　　《内经选编》，李今庸编著，原湖北中医学院中医专业用教材，1973 年，内部刊印。

《中医基础学》，李今庸编著，原湖北中医学院中医专业本科生用教材。1974年，内部刊印。

《内经选编》，李今庸编著，原湖北中医学院中医专业本科生及研究生前期用教材，1977年，内部刊印。

《内经选读》，李今庸主编，原湖北中医学院中医专业本科生及研究生前期用教材。1979年5月，内部刊印。

《黄帝内经选读》，李今庸主编，原湖北中医学院中医专业本科生、研究生两用教材。1982年，内部刊印。

《内经函授辅导资料》，李今庸主编，原湖北中医学院中医专业函授辅导教材。1982年，内部刊印。

《读医心得》，李今庸著，研究中医古典著作中理论部分的学术专著。1982年4月，上海科学技术出版社出版。

《中医学辩证法简论》，李今庸主编，全国中医院校教学教材参考用书。1983年1月，山西人民出版社出版。

《黄帝内经索引》，李今庸主编，原湖北中医学院中医《内经》专业教学参考用书。1983年12月，内部刊印。

《读古医书随笔》，李今庸著，运用考据学知识和方法研究古典医籍的学术专著。1984年6月，人民卫生出版社出版。

《金匮要略讲解》，李今庸著，全国高等中医函授教材。1987年5月，光明日报出版社出版，后由人民卫生出版社于2008年更名为《李今庸金匮要略讲稿》再版。

《新编黄帝内经纲目》，李今庸主编，中医内经专业研究生学位教材，以及西医学习中医者教学参考用书。1988年11月，上海科学技术出版社出版。

《奇治外用方》，李今庸编著，运用现代思想和通俗语言，对中医药古今奇治外用方治给予整理的专著。1993年1月，中国中医药出版社出版。

《湖北医学史稿》，李今庸主编，是整理和研究湖北地方医学史事的专门著作。1993年5月，湖北科学技术出版社出版。

《李今庸临床经验辑要》，李今庸著，作者集数十年临床医疗实践之学术思想和临证经验的总结专著。1998年1月，中国医药科技出版社出版。

《古代医事编注》，李今庸编著，选录了古代著名典籍笔记中关于中医药医事史料文献而编注的人文著作。1999年，内部手稿。

《中华自然疗法图解》，李今庸主编，刮痧疗法、按摩疗法、针灸疗法和天然药食疗法等中医自然疗法治病图解的专著。2001年1月，湖北科学技术出版社出版。

《中国百年百名中医临床家丛书·李今庸》，李今庸著，作者集多年临床学术经验之专著。2002 年 4 月，中国中医药出版社出版。

《中医药学发展方向研究》，李今庸著，研究中医药学发展方向的专著。2002年 9 月，内部刊印。

《古医书研究》，李今庸著，继《读古医书随笔》之后，再以校勘学、训诂学、音韵学、古文字学、方言学、历史学以及古代避讳知识等，研究考证中医古典著作的学术专著。2003 年 4 月，中国中医药出版社出版。

《中医药治疗非典型传染性肺炎》，李今庸编著，选用报刊上有关中医药治疗"非典"（严重急性呼吸综合征）的内容，集而成册。2003 年 8 月，内部刊印。

《汉字、教育、中医药文化资料选编》（1—6 编），李今庸编著，选用报刊上发表的有关文字文化、教育和中医药文化资料而汇编的专门集册。2003—2009 年，内部刊印。

《舌耕馀话》，李今庸著，作者在兼任政协等多项社会职务期间，从事中医药事业的医政医事专门著作。2004 年 10 月，中国中医药出版社出版。

《古籍录语》，李今庸编著，选录古代典籍中关于启迪思想，予人智慧，为人道德之锦句名言而编著的人文专著。2006 年 8 月，内部刊印。

《李今庸医案医论精华》，李今庸著，作者临床验案精选和中医学术问题研究的专著。2009 年 4 月，北京科学技术出版社出版。

《李今庸中医科学理论研究》，李今庸著，中医科学基础理论体系和基本学术思想研究的专著。2015 年 1 月，中国中医药出版社出版。

《李今庸黄帝内经考义》，李今庸著，作者历半个世纪对《黄帝内经》疑难问题研究的学术专著。2015 年 1 月，中国中医药出版社出版。

《李今庸临床用方集粹》，李今庸著，是收集荟萃作者数十年临床医疗经验用方的专著。2015 年 1 月，中国中医药出版社出版。

《李今庸读古医书札记》，李今庸著，辑作者历年来在全国各地刊物上发表的关于古典医籍和古典文献的考释、考义、揭疑、析疑类文章的学术著作。2015 年 4月，科学出版社出版。

《李今庸特色疗法》，李今庸主编，整理和总结了具有中医学特色的穴敷疗法、艾灸疗法、拔罐疗法、耳穴贴压法等治疗病证的专著。2015 年 4 月，科学出版社出版。

《李今庸经典医教与临床研究》，李今庸著，作者集中医经典教学和经典性临床研究的教研专著。2016 年 1 月，科学出版社出版。

《李今庸医惑辨识与经典讲析》，李今庸著，对有关经典医籍、医学疑问的解疑辨惑及经典著作课堂讲解分析的学术专著。2016 年 1 月，科学出版社出版。

《李今庸临床医论医话》，李今庸著，作者关于中医临床的医学论述和医语医话的学术专著。2017 年 3 月，中国中医药出版社出版。

《李今庸中医思考·读医心得》，李今庸著，作者独立思考中医药学实质和中医药学术发展方向性研究的学术专著。2018 年 3 月，学苑出版社出版。

《续古医书研究》，李今庸著，为《古医书研究》续笔，再以开创性的中医治经学方法继续研究中医古典著作之学术力作。

另有待出版著作（略）。

李琳　湖北中医药大学
2018 年 5 月 1 日

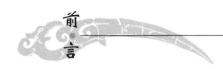

　　《黄帝内经》一书是祖国现存文史中一部最古的医书，其名目见于《汉书·艺文志》（《汉书·艺文志》载有《黄帝内经》十八卷），可是没有"素问"和"灵枢"的名称。

　　"素问"之名，始见于张仲景《伤寒杂病论·序》，其言曰："撰用《素问》九卷"，《隋书·经籍志》亦曾载录，晋皇甫谧撰《甲乙经·序》曰："按《七略·艺文志》，《黄帝内经》十八卷，今有《针经》九卷，《素问》九卷，二九十八卷，即《内经》也。"是时只有《针经》之名，而无《灵枢》的名称，唐王启玄注《内经·素问》，其序言曰"黄帝内经十八卷，《素问》即其经之九卷也，兼《灵枢》九卷，乃其数焉"，是《灵枢》的名称至唐中叶而始定。张介宾解"素问"二字说："平素所讲学问是谓'素问'。"解《灵枢》二字说："神灵之枢要是谓'灵枢'。"

　　本书的作者与年代，虽难肯定，但据（明代人）方以智《通雅》"《灵枢》《素问》也，皆周末笔"。胡应麟（明，兰溪人，字元瑞，号少室山人，万历举人）《经籍会通》："医方等录，虽亦称述岐黄，然文字古奥，语致玄渺，盖周秦之季，上士哲人之所作，其徒欲以惊此，窃附黄岐耳。"由是而言，则《内经》是周秦时间的作品，并非一人手笔。

　　它的内容，包括了生理学、解剖学、病理学、诊断学，以及疾病治疗等各方面问题，总结了二千年以前的劳动人民与疾病作斗争的实践经验，尤其是以朴素的唯物辨证法——阴阳等学说为理论基础，在医学上，起了主导思想的核心作用，所以学习祖国医学必须学习《内经》。

　　原书卷帙浩繁，令人望洋意沮。明清两代，虽有简化分类选辑本，但详略悬殊，用于课堂教学，颇不相宜。因此，我院特编写本讲义，其内容，除摘取灵素精要外，并辑录《难经》重要部分，分类归纳，为摄生、阴阳、藏象、经络、病机、诊法、治则七章，每章之前，冠以概说，每节经文之下，系以词解与释义，加以按语，帮助学者理解本节的主要精神，词解与释义的取材，不囿于一家之言，自唐王启玄以后，如明之马元台、吴鹤皋、张景岳、李念莪，清之汪讱庵、张隐庵、高士宗、薛生白等注释都有录辑，同时也参考了近代学者的著述及一部分兄弟院校的内经教材，选辑理论正确，结合临床实用。我们学识有限，肯定地说，缺点很多，希望同志们随时提出意见，以便修正。

湖北省中医学院内经教研组

目 录

第一章 摄 生

摄生的方法，对于预防疾病，是有密切关系的，不过《内经》中所指示的，如四时气候的适应，精神方面的保养，饮食起居的调节，大都注意个人卫生方面，较之现在的预防接种、搞好环境卫生工作，范围似乎太狭小了，但其杜绝疾病，充实体力和延长寿命的意义，则是一致的，亦特摘要选辑，以供参考。

第一节 长寿和早衰的原因

【原文】

［素问·上古天真论］余闻上古之人，春秋⁽¹⁾皆度⁽²⁾百岁，而动作不衰。今时之人，年半百而动作皆衰者，时世异耶？人将失之耶？

【词解】

（1）春秋：指年龄言。

（2）度：与渡通，作超过解。

【释义】

我听说上古时候的人，他们的年龄都超过百岁，而动作还是很强健的。今时的人，年过仅半百，行动就有衰颓的现象，这究竟是古今时世有异呢？还是人为有失呢？

【原文】

曰：上古之人，其知道者，法⁽¹⁾于阴阳⁽²⁾，和⁽³⁾于术数⁽⁴⁾，食饮有节，起居有常，不妄作劳，故能形与神俱，而尽终其天年，度百岁乃去。

【词解】

（1）法：作"则"字解，犹言依据。

（2）阴阳：指宇宙间一切事物演变对立的统一现象而言，如天为阳，地为阴，春夏为阳，秋冬为阴，昼为阳，夜为阴等等。

（3）和：作调和解。

（4）术数：张隐庵说：调养精气神之法。

【释义】

人类生命的修短，以能否讲求卫生来作决定。上古的人，不是都能长寿的，只有知道养生之道的人，依据天地四时气候的变化，采取调和精气神的方法，对于饮食起居劳作三者，非常注意，《灵枢·决气》说："上焦开发，宣五谷味，蒸肤，充身，泽毛，若雾露之溉，是谓气"。知养生之道的人。饮食有节，正所以养其气。《素问·生气通天论》说："起居如惊，神气乃浮"。知养生之道的人，起居有常，正所以养其神。又说："烦劳则张，精绝"。知养生之道的人，不妄作劳，正所以养其精。唯其对于饮食，起居，劳作三者，都知慎重，精气神都无所损，所以能够形与神相称，得尽其天然的年寿，超过百岁乃去。

【原文】

今时之人不然也，以酒为浆⁽¹⁾，以妄为常，醉以入房，以欲竭其精，以耗散其真，不知持满⁽²⁾，不时御神⁽³⁾，务快其心，逆于生乐，起居无节，故半百而衰也。

【词解】

（1）浆：饮类之总名，如水浆、酒浆。

（2）不知持满：满，指精气充足，不知持满，犹言不得保养精气充足的重要。

（3）不时御神：神，在此处是指主持整个人体活动的力量而言。御，驾驭。时，作喜字解，《诗·小雅》"尔殽既时"，毛传曰："时，善也"，《广雅》同。不时御神，犹言不善用主持人体活动的力量。

【释义】

现在的人，不懂得养生的重要性，而反戕贼其生，如酒能乱性，他反以酒为浆，是与上古之饮食有节者不同生活规律，反乎常通，是与上古之不妄作劳者不同，醉后犹复贪恋女色，以情欲而竭其精，竭精而耗散其真者，当精气饱满的时候，不知持守；吾形有神，不知驾御，贪一时的快乐，而实则违反了人类的乐趣，此皆起居无节，与上古之起居有常者不同。养生之道，是不可须臾离的，离则精气神都受损伤，所以年至半百，即显示衰颓的现象，欲求如上古之善养身者，能终其寿年，是必不可得的。

按：本节的中心内容，是以能否养生来决定人类寿命的修短。养生的方法，指出了法阴阳，和术数，以锻炼身体，适应外在环境的变化外，同时对于饮食、起居、劳作三者，要极端注意，以求保养精气神，从而达到健康长寿的目的。如果以酒为浆，以妄为常，醉以入房，起居无节，违反了日常生活的规律，则精气神必有所伤，早衰之因，即伏于此，本节经文，是含有预防思想和宣教意义的。

第二节　卫生教育的效果

【原文】

［素问·上古天真论］夫上古圣人之教下也，皆谓之虚邪贼风[(1)]，避之有时，恬惔虚无[(2)]，真气[(3)]从之，精神内守，病安从来。

【词解】

（1）虚邪贼风：张隐庵云"虚乡不正之邪风已"，就是不符合季节的反常的气候，因其有残贼伤人的性质，故又叫作贼风。

（2）恬惔虚无：恬音甜，惔音淡，恬惔是安静的意思，虚无是无私少欲，乐观愉快的意思。

（3）真气：是先天的禀赋和后天的谷气合并，在人体所起的一种活动力量。

【释义】

上古明达事理的人，知道人的疾病，多由于内因和外因，所以教育群众，总是说虚邪贼风，要及时回避。什么叫作虚邪贼风呢？换言之，就是不正常的气候，如应热反冷，应凉反温，在不应发生的季节而发生，是为邪气，即《灵枢·九宫八风》所说："从其冲后来为虚风，伤人者也，主杀主害"故不可不及时回避，这是防御外因的方法。更当恬惔虚无，安静其情绪，使其气而无不顺从，精神不致耗散，则疾病自无从发生，这是防御内因的方法。

【原文】

是以志闲而少欲，心安而不惧，形劳而不倦，气从以顺，各从其欲，皆得所愿，故美其食，任其服。乐其俗，高下不相慕，其民故曰朴。

【释义】

当时的人，有所警惕？所以意志闲静，而少欲望，必心境安定，而无恐惧，形体虽然劳动，也不觉得疲倦，气得所养，志无贪求，各人依己所欲，都能如愿以偿。故凡有所食，都以为美，而不求过味，穿的衣服也很随便，而不求华美，与一般的人相安相乐，而不相疑忌，高者不下，下者不上，而不出位以相慕，当时人民的生活，是非常朴素的。

【原文】

是以嗜欲不能劳其目，淫邪不能惑其心，愚智贤不肖，不惧于物，故合于道，所以能年皆度百岁，而动作不衰者，以其德全不危也。

【释义】

唯其朴素，所以一切不正当的嗜好，他也不顾著，任何淫邪的诱惑，也不能使他动心，无论愚和智贤和不肖的人对任何事物，都没有患得患失的心理，可见他们都符合养生的方法，所以年龄能超过百岁，动作一点也不觉得衰颓。这是因为他们掌握了养生的方法，所以不遭受疾病的危害。

按：本节言卫生重要法则，主要环绕在内因和外因两方面，虚邪贼风，避之有时，是教人防备外邪的侵袭；恬惔虚无，真气从之，是教人注意内在的修养；而精神内守，更是抵抗外邪的主要因素。经常以此教育群众，群众有所警惕，自然道合德全，年度百岁。以此见卫生教育，对于群众健康的重要意义。

第三节　四气调神一

【原文】

［素问·四气调神大论］春三月，此谓发陈[1]：天地俱生，万物以荣，夜卧早起，广步于庭，被发缓形，以使志生；生而勿杀；予[2]而勿夺，尝而勿罚；此春气之应，养生之道也。逆之则伤肝，夏为寒变，奉[3]长者少。

【词解】

（1）发陈：推陈出新的意思。

（2）予：与同。

（3）奉：李念莪云：禀承也。

【释义】

春三月，万物开始发育，是推陈出新的季节，这个时候，天气温和，地气发动；生机勃勃，万物都有欣欣向荣的趋势；人体春时之气而调神，应当夜卧早起，广步于庭，作适当的运动；被发而无所束；缓形而无所拘；使春令发生的意志得以舒展；更当内存生而勿杀，予而勿夺，尝而无罚等和平愉快的情绪，这些都是适应春气，在人则为养生之道。假使春逆其养，就要内伤于肝，肝伤则心火失其所奉，故当夏天的时候，火不足而水伤之，可能发生寒性的疾病，承生气而为夏长者就少了，可知调春生之气，是为夏长打下基础。

【原文】

夏三月，此谓蕃秀[1]；天地气交，万物华实[2]，夜卧早起，无厌于日，使志无怒，使华英[3]成秀，使气得泄，若所爱在外，此夏气之应，养长之道也。逆之则伤心，秋为痎疟[4]，奉收者少，冬至重病。

【词解】

（1）蕃秀：繁荣秀丽的意思。

（2）华实：华同花，实：果实。

（3）华英：张景岳云：言神气也。

（4）痎疟：痎音皆，痎疟：是疟疾的总称。

【释义】

夏三月，万物由生而长，是繁荣秀丽的季节，这个时候，阴气微上，阳气微下，是为天地气交，阳化气，阴成形，形气相结，万物就由开花而结实了。人体夏时之气而调神，也应当夜卧早起，无厌日长，以历其心；更当使心志平和，使神气不伤，使阳气得以疏泄，泄则肤腠宣通，俨若所爱在外；这些都是适应夏气，在人则为养长之道。假使夏逆其养，就要内伤于心，心伤则暑乘之；到了秋金收萧，暑邪内郁，必患痎疟，承长气而为秋收者就少了，秋无以收，冬何以藏，所以冬至重病；可知调夏长之气，不但为秋收打下基础，且为冬藏的根本。

【原文】

秋三月，此谓容平(1)，天气以急(2)，地气以明(3)，早卧早起，与鸡俱兴；使志安宁，以缓秋刑(4)，收敛神气，使秋气平；无外其志，使肺气清，此秋气之应，养收之道也。逆之则伤肺，冬为飧泄(5)，奉藏者少。

【词解】

（1）容平：李念莪云：万物之容，至此平定。

（2）急：李念莪云：风气劲疾曰急。

（3）明：李念莪云：物色清肃曰明。

（4）秋刑：指秋令肃杀之气而言。

（5）飧泄：飧音孙，飧泄是完谷而泄。

【释义】

秋三月，万物华实已成，是容状平定的季节，这个时候，风气劲疾，物色清肃，人体秋时之气而调神，应当早卧以避初寒，早起以从秋爽，可把鸡来作标准，更当使神志安定，不受秋天肃杀之气的影响，又宜收敛神气。虽在秋天肃杀气象中，仍可得到和平，不让意志外驰，使肺气保持清静；这些都是适应秋气，在人则为养收之道。假使秋逆其养，就要内伤于肺，肺伤则情失其主；到了冬天，会发生消化不良的飧泄病，承收气而冬藏者就少了；可知调秋收之气，是为冬藏打下基础。

【原文】

冬三月，此谓闭藏⁽¹⁾；水冰地坼⁽²⁾，无扰乎阳⁽³⁾，早卧晚起，必待日光；使志若伏若匿，若有私意，若已有得；去寒就温，无泄皮肤，使气亟夺；此冬气之应，养藏之道也。逆之则伤肾，春为痿厥⁽⁴⁾，春生者少。

【词解】

（1）闭藏：是生机潜藏的意思。

（2）坼：音策，地面裂缝。

（3）无扰乎阳：高士宗云：地气固藏不腾于天。

（4）痿厥：痿，是肢体软弱；厥：是四肢厥冷。

【释义】

冬三月，草木凋落，蛰虫潜伏，是生机闭藏的季节；水因寒而冻结成冰，地因寒而发生坼裂；地气固藏，不腾于天，人体冬时之气而调神，应当早卧以避寒气，等待日出而起，更当把意志镇静起来，若伏若匿，若有私意而不出诸口，若已有得而不欲告诸人，避去户外的寒威，来就深室的温暖；但不可使皮肤开泄，以亟夺潜藏的阳气；这些都是适应冬气，在人则为养藏之道。假使冬逆其养，则肾伤而肝木矢主；肝主筋，故当春令，筋病为痿，冬不能藏，则阳虚为厥，承冬气而为春生者就少了，可知调冬藏之气，是为春生打下基础。

按：此四段说明一年中的气候，有四种不同的变化，形成了万物春生夏长秋收冬藏的规律。人在大自然中，也应当生活起居和精神意志方面，随着气候的变迁，作适当的调节，以求达到养生养长养收养藏的目的，否则就会影响下一季节的身体健康，甚至发生病变，这对于个人卫生，是有相当现实教育意义的。

第四节　四气调神二

【原文】

［素问·四气调神大论］逆春气则少阳不生，肝气内变；逆夏气则太阳不长，心气内洞⁽¹⁾；逆秋气则太阴不收，肺焦满；逆冬气则少阴不藏，肾气独沉。夫四时阴阳者⁽²⁾，万物之根本也，所以圣人春夏养阳，

秋冬养阴，以从其根，故与万物浮沉于生长之门⁽³⁾，逆其根，则伐其本，坏其真矣。故阴阳四时者，万物之终始也；死生之本也。逆之，则灾害生；从之，则苛⁽⁴⁾，疾不起，是谓得道，道者圣人行之，愚者佩之。

【词解】

（1）内洞：是空而无气之谓。

（2）四时阴阳：四时指春夏秋冬四季而言；阴阳指少阳太阳太阴少阴而言。

（3）浮沉于生长之门：马元台云：言生长则聚收藏。滑伯仁云：浮沉，犹出入也。朱济公云：阴阳出入故谓之门。

（4）苛：当重字讲。

【释义】

春气是少阳初升之气，阳方升而被抑，生气不达，则藏气内败，犹之木郁则腐，所以说"逆春气则少阳不生，肝气内变"。夏为盛长之气，心为太阳之藏，夏气不长，则心气不充，所以说"逆夏气则太阳不长，心气内洞"。秋气应收而反泄，泄则肺气不敛，燥反乘之，以致肺热叶焦，发为胀满，所以说"逆秋气则太阴不收，肺气焦满"。冬气应藏而不藏，则少阴之经气不归，而肾中的藏气独沉，注泄沉寒等病，由此而生；所以说"逆冬气则少阴不藏，肾气独沉"。四时的太少阴阳，乃万物的根本，所以明达事理的人，春夏养阳，使少阳之气生；太阳之气长，秋冬养阴，使太阴之气收，少阴之气藏；因为顺从其根，故能与万物出入于生长收藏之门，若不能养而反逆其根，使少阳不生，太阳不长，太阴不收，少阴不藏，这是戕伐其生生之举，败坏其天真之气，而影响人的健康了。由是而知阴阳四时，既为万物的根本，也就是万物之所以成始成终为死为生的根本；逆之则寒变疟疟飧泄痿厥内变内洞焦满独沉俱病，因之而生；顺之则寒变疟疟等疾，自无从而起，这才叫作得乎养生的法则。这个养生的法则在明达事理的人，是切实奉行的，愚人只知道佩服而已。

按：本节说明四时阴阳对于人类生活关系重要，逆之则灾害生，从之则苛疾不起，反复指陈，无非告诫人们要重视四气调神，讲求卫生，杜绝疾病。

第五节　四气调神三

【原文】

［素问·四气调神大论］从阴阳则生，逆之则死，从之则治，逆之则乱；反顺为逆，是谓内格[1]；是故圣人不治已病，治未病，不治已乱，治未乱，此之谓也，夫病已成而后药之，乱已成而后治之；譬犹渴而穿井，斗而铸兵[2]，不亦晚乎。

【词解】

（1）内格：是体内的机能与外界境相格拒。

（2）兵：兵器。

【释义】

人能顺从阴阳，不但苛疾不起，并可得到生存；如果逆反阴阳，不但灾害自生，并要造成死亡；因为顺阴阳则身中气治，治则必能有生；逆阴阳则身中气乱，乱则必至于死；如果反常行逆，是使人体内的机能与外界的环境格拒了；其灾害死亡之至，是有他的原因的。所以明达事理的人，不主张病已成而后施治疗，而是要在未病之先，加以预防；不主张已经成了乱世，然后讲求治乱的方法；而是要在未乱之前，防止乱世的发生，假使病已发生，才去治疗；乱已发生，才去平定；那就无异于等待口渴而后穿井，遇到战争而后铸兵，岂不是太晚了吗？

按：本节根据前文，更进一步的说明人能顺从阴阳，不但苛疾不起，并且生活得很好；忤逆阴阳，不但发生灾害，并且有造成死亡的危险，这是告诫人们要了解预防医学的重要性。

第六节　阳气对人生的重要性一

【原文】

［素问·生气通天论］夫自古通天者，生之本，本于阴阳，天地之间，六合[1]之内，其气九州[2]，九窍[3]，五藏，十二节[4]，皆通乎天气，其生五，其气三。数犯此者，则邪气伤人，此寿命之本也。

【词解】

（1）六合：东西南北上下，叫作六合。

（2）九州：就是冀州、兖州、青州、徐州、扬州、荆州、豫州、梁州、雍州。

（3）九窍：阳窍七、目二、耳二、鼻孔二、口一。阴窍二，前阴、后阴。

（4）十二节：就是四肢各有三大节，合成十二骨节。

【释义】

自古以来，凡人有生，是与天气息息相通的，天以阴阳五行化生万物，所以生之本是本乎阴阳。凡是天地之间，四方上下之内，其气行于地的九州，人的九窍五脏十二节，都是通乎天气，而与天无二；吾人内依五气以立，外应三无以成。五，指木、火、土、金、水而言；三，指天气、地气、运气而言。人禀五行之气而生，犯此五行之气而死，有如水可以载舟，而亦能覆舟，所以说此寿命之本。

【原文】

苍天[1]之气清净，则志意治，顺之则阳气固；虽有贼邪，弗能害也；此因时之序，故圣人传精神[2]，服[3]天气而通神明，失之则内闭九窍，外壅肌肉，卫气散解，此谓自伤，气之削也。

【词解】

（1）苍天：张景岳说：天色深玄，故曰苍天。

（2）传精神：尤在泾说：传当作清，言精神专一，则清静弗扰，扰苍天之气也。

（3）服：《辞源》：服，犹食也。

【释义】

人的生气通于天，所以苍天之气清静，人的志意也清爽而不乱，人能很好的顺此清净之气，则胸次悠然，阳气因之而外固，阳气既固于外，纵有贼风虚邪，也不能为害。这完全是要能够适应四时阴阳的气候，而善为调摄的。所以事理明达的人，专一其精神，时常服食天气，使神明与天相通，就是懂得这个道理。如果逆乎苍天清净之气，在内发生九窍闭塞，在外必发生肌肉壅滞的病变，卫外的阳气要解散了，这种情况，是自己伤害自己；地气不免因之而削弱。

按： 本节说明人之有生气通于天，内依五气以立，外应三元以成，稍一不慎，则邪气伤人，所以人们应当顺乎天气，胸次悠然，保守阳气，阳气外固，邪气就不能侵犯，此为养生要诀，最当注意。

第七节　阳气对于人身的重要性二

【原文】

［素问·生气通天论］阳气者，一日而主外，平旦⁽¹⁾人气生，日中而阳气隆，日西而阳气已虚，气门⁽²⁾乃闭。是故暮而收拒，无扰筋骨，无见雾露，反此三时，形乃困薄。

【词解】

（1）平旦：是日初出的时候。

（2）气门：汗孔。

【释义】

阳气就是卫气，《灵枢经》说："卫气行于阳二十五度"，所说阳气者，一日而主外，王冰说："夫气，皆自少而之壮，积暖以成炎，炎极又凉，物之理也。"所以人的阳气，天亮开始活跃，日中的时候最隆盛，日西的时候，也就渐渐地衰退，汗孔也就闭结起来了，到了日暮，阳气内行阴分，所以人们到了晚上，就应休息，使阳气能够收敛，皮毛能够闭拒不要扰动筋骨而伤阳精，不要冒着雾露而受寒温，如果白天不能运用阳气，到了夜晚，反而劳累阳气，那就使阳气失了卫外的作用形体就要劳困衰落了。

按： 本节也是说明阳气之在人身的重要性，阳气日行于阳，夜行于阴，人们不但要因时之序，即此一日之间，也应该善为调养。

第八节　五味对于人身的重要性

【原文】

[素问·生气通天论] 阴之所生，本在五味；阴之五宫⁽¹⁾，伤在五味。

【词解】

（1）五宫：即心、肝、脾、肺、肾五藏。

【释义】

人的阴精，本是借五味以资生的，但是藏精的五藏，却又可因五味太过，而受其伤害。

【原文】

是故味过于酸，肝气以津⁽¹⁾，脾气乃绝；味过于咸，大骨气劳，短肌，心气抑；味过于甘，心气喘满，色黑。肾气不衡⁽²⁾；味过于苦，脾气不濡⁽³⁾，胃气乃厚⁽⁴⁾；味过于辛，筋脉沮⁽⁵⁾弛，精神乃央⁽⁶⁾。

【词解】

（1）津：润溢，这里指太盛的意思。

（2）衡：当本字讲。

（3）濡：张景岳说：润也。

（4）厚：尤在泾说：厚犹滞也。

（5）沮：这里作败坏讲。

（6）央：同殃，受害。

【释义】

酸味入肝，过酸则肝气溢，酸以木化，木实则克土，所以脾气衰竭；咸入肾，肾主骨，过于咸则伤肾，故骨气劳伤，咸走血，血伤则肌肉为之短缩，咸从水化，水胜就要克火，心为火脏，故抑郁而不舒；甘入脾，过于甘，则中焦滞缓，所以心气怫满；甘从土化，土胜则水病，故黑色见于外，而肾气不平于内；苦入心，过于苦则化燥，化燥则脾失所养，气乃不濡；脾气不濡，则胃气厚，厚即留滞不行，有胀满之患；

辛入肺，过于辛，则肺气乘肝，肝主筋，故筋脉败坏而懈弛；辛主发散，所以过于辛，也能使精神受其害。

【原文】

是故谨和五味，骨正筋柔，气血以流，腠理以密，如是则骨气以精，谨道如法，长有天命。

【释义】

经云"五味入口，藏于胃，以养五藏气"，但五味贵浔其平，不可太过，故当注意五味的调和，使得其平，五味合五藏，五味和，那末肾主的骨骼也就坚强了，肝主的筋脉也柔和了，肺主的气，心主的血也流通了，脾主的腠理，也固密了，能如是则有形之骨，无形之气，都因而精强，所以说人们能够严格遵守养生的规律，经常地把调和五味的方法搞好，就能享有天赋的寿命。

按：气以通天，所以养阳；味本于地，所以养阴。阳气的重要性前面已经讲过，五味之于人，其重要不亚于阳气，但是一有偏胜，即能影响人的五脏，而发病变，所以调和五味，也是养生的法则，人们不可不注意。

第二章 阴 阳

阴阳学说，是在反神权思想指导下产生的唯物主义哲学，《内经》作者，采用了这个学说，作为理论基础，贯串到各方面，说明自然界的变化和对于人体生理病理所起的影响，诊断治疗的法则，药物的性能，都作了精细的分析和指示。所以学习祖国医学，不可不明确阴阳的意义和应用，本章所辑，使学者得到一个概念的认识。

第一节 阴阳应象一

【原文】

［素问·阴阳应象大论］阴阳(1)者，天地之道(2)也，万物之纲纪(3)，变化之父母(4)，生杀之本始(5)，神明(6)之府(7)也，治病必求于本。

【词解】

（1）阴阳：是用来说明事物矛盾对立统一的法则，它的原则性很大，机动性也很大，一切宇宙间客观存在的东西，和一切事物所有的属性，都可用阴阳二字来表示。

（2）道：即规律。

（3）纲纪：总的为纲，散的为纪，此处可作纲领解。

（4）父母：犹言根本。

（5）本始：就是原始。

（6）神明：变化不测叫作神，事物显著叫作明。

（7）府：众物所聚的地方叫作府。

【释义】

阴阳是用来说明宇宙间事物矛盾统一规律的代名词，宇宙之大，万物滋生，物无巨细，莫不本于阴阳，所以说阴阳为万物的纲纪。物生叫作化，物极叫作变；变化之道，都由阴阳主宰于其间，所以说阴阳为变化的父母，万物因阳气温和而生，因阴气严寒而死，万物的生死，都是阴阳所运为，所以说阴阳是生杀的本始，变化不测叫作神，事物显著叫作明，众物所聚叫作府，凡万物生杀变化多端的，以阴阳为神明之府，所以医治疾病，应当考求其根本，也不外乎阴阳二字。

【原文】

故积阳为天，积阴为地，阴静阳躁，阳生阴长，阳杀阴藏。

【释义】

一般来说，阳气汇合而成为天，阴气凝结而成为地，地之阴主静而有常，天之阳主动而不息，阳气是发生万物的，阴气是长养万物的，但是阳气太过，反会杀害万物，阴气不盛，反会封闭万物。

【原文】

阳化气，阴成形，寒极生热，热极生寒，寒气生浊，热气生清，清气在下，则生飧泄⁽¹⁾，浊气在上，则生䐜胀⁽²⁾。此阴阳反作，病之逆从也。

【词解】

（1）飧泄：飧音孙，飧泄是完谷而泄。

（2）䐜胀：是胸膈胀满。

【释义】

阳动而散，所以化气，阴静而凝，所以成形，冬寒到了极点，就要生春夏之热；夏热到了极点，就要生秋冬之寒。寒气能产生浊阴，热气能产生清阳，其在人体的病例反应，清阳在下，则邪热不能杀谷，完谷而出，是为飧泄。浊气在上，则浊邪实于膻中，膻中不能化气，是为䐜胀，这是阴阳相反，逆从失宜，知道反作逆，从而为病，则治病必求于本。

【原文】

故清阳为天，浊阴为地，地气上为云，天气下为雨，雨出地气，云出天气，故清阳出上窍⁽¹⁾，浊阴出下窍⁽²⁾；清阳发腠理⁽³⁾浊阴走五藏⁽⁴⁾；清阳实四肢⁽⁵⁾，浊阴归六府⁽⁶⁾。

【词解】

（1）上窍：指耳目口鼻。

（2）下窍：指前阴后阴。

（3）腠理：肌肉皮肤之间叫作腠。因有纹理所以称腠理。

（4）五藏：心、肝、脾、肺、肾。

（5）四肢：两手两足。

（6）六府：胃、大肠、小肠、胆、膀胱、三焦。

【释义】

阴阳升降，天人一理，所以宇宙中的清阳之气上升为天，浊阴之气下降为地，地气上升，即成为云，天气变化，又下降而为雨，雨是地气上升之云转变而成，云是天气下降之雨蒸发而成，阴阳得位，云行雨施，就能化生万物，人的清阳本乎天而出上窍，人的浊阴本乎地，而出下窍；腠理是渗泄之门，故清阳可以散发，五藏为贮藏之所，故浊阴可以内注，四肢为诸阳之本，故清阳实之，六府传化水谷，故浊阴归之，可见人身清浊升降的妙用，是与天地无异的。

按： 本节说明宇宙一切事物的变化和发展，都不外乎阴阳。人的疾病，也莫不本于阴阳，治疗疾病，也当辨别阴阳，但是欲辨别阴阳，首当了解阴阳的现象、性质、性能、变化等情况，故积阳为天以下十五句，正是说明这些道理，从清阳为天至浊阴归六府，是说明阴阳升降，天人相应的道理，人必生理正常，才能不受病邪的侵袭。

第二节　阴阳应象二

【原文】

［素问·阴阳应象大论］水为阴，火为阳。阳为气⁽¹⁾，阴为味⁽²⁾。味归⁽³⁾形，形归⁽⁴⁾气。气归精⁽⁵⁾，精归化⁽⁶⁾。精食⁽⁷⁾气，形食味，化生精，气生形，味伤形，气伤精，精化为气，气伤于味。

【词解】

（1）气：指饮食之气而言。

（2）味：指一切饮食物。

（3）形：指形体。

（4）归：可作生成滋养解。

（5）精：指体内最精细的物质而言。

（6）化：指精华所化生的元神而言。

（7）食：据张景岳云：如子食母乳之火。

【释义】

水火为阴阳的征兆。水润下而咸寒故为阴。火炎上热故为阳。气无形而升故为阳，味有质而降故为阴。五味入胃所以滋养人的形体，形体充实以后，又可以产生真气，真气可以化为精华，精华又可以化为元神。也可以说成精华是食了真气而生的。形体是食了五味而长的。元神可以化生精华，真气也会充实形体，然而饮食不节反能损害形体。因形体的损害而妨碍真气不足，再因真气不足而影响精华不化，故精华由于真气所生，真气也会因饮良而受到伤害。

【原文】

阴味出下窍，阳气出上窍。味厚者为阴，薄为阴之阳。气厚者为阳，薄为阳之阴。味厚则泄，薄则通，气薄则发泄，厚则发热。壮火[1]之气衰，少火[2]之气壮，壮火食气[3]，气食少火，壮火散气，少火生气。气味辛甘发散为阳，酸苦涌泄为阴。

【词解】

（1）壮火：是亢烈的阳气。

（2）少火：是温和的阳气。

（3）食：食气之食作侵蚀解。

【释义】

把饮食的气和味分开来讲，味为阴而重浊，所以多下行出下窍，气为阳而轻清，所以多上升出上窍。既以气味分阴阳，而阴阳之中，又各有阴阳，如味为阴，而厚的为纯阴，薄的为阴中之阳。气为阳，而厚的为纯阳，薄的为阳中之阴。阴味下行，所以味厚的能下泄，薄的只能宣通。阳气上行，所以气薄的能泄于表，厚的能够发热，不止于泄表。火为天地的阳气，万物之生，莫不由之，但温和的火，则能生物，亢烈的火，反而害物，所以壮火能令人衰弱，少火能令人强壮，以壮火能侵蚀人的元气，而人的元气，却依赖于少火，壮火能耗散元气，少火能增强元气，这虽是跟着气味说的，然造化之道，少则壮，壮则衰，自是如此。气味固有阴阳，而辛甘酸苦之中，又有阴阳之别，辛甘有发散的功用，属于阳，酸苦有涌泄的功用，属于阴。

按：阴阳本身是抽象的，人不得而见之，如本节提示人们日常生活所接触的水火气味等来说明阴阳，足见阴阳学说是朴素唯物的，中间叙述形气精化四者复杂转变的过程，所以说明人身生理的精妙，后又叙述味厚味薄，气厚气清，所以说明药石的性能和它对于人体所起的作用。

第三节　阴阳应象三

【原文】

[素问·阴阳应象大论] 阴胜则阳病，阳胜则阴病，阳胜则热，阴胜则寒。重寒则热，重热则寒，寒伤形，热伤气；气伤痛，形伤肿。故先痛而后肿者。气伤形也；先肿而后痛者，形伤气也。

【释义】

人身的阴阳，贵得其平，如果阴偏胜则阳必病，阳偏胜则阴必病；阳胜则表现热性病的症状，阴胜则表现寒性病的症状，若寒之又寒，是为重寒，寒极则生热。热之又热是为重热，热极则生寒，此物极则变之义。因为阴阳之气，水极则似火，火极则似水，阳盛则隔阴，阴盛则隔阳，故有真寒假热，真热假寒之辨。这是应当注意的。再以寒热之所伤者言之，寒为阴，形亦为阴，寒则气收，故伤形，热为气亦为阳，热则气散，故伤气。气喜宣通，气伤则壅闭不通故痛。形为物象，形伤则稽留而不化，故肿，先痛后肿的，是气先伤而后及于形，气伤为本，形伤为标，先肿而后痛的，是形先伤而后及于气，形伤为本，气伤为标。此理不可不知。

按：本节说阴阳偏胜，有病寒病热伤形伤气之分，又就伤形伤气，推阐到痛肿先后的相因之机，辨别细致，可为法则。

第四节　阴阳应象四

【原文】

［素问·阴阳应象大论］风胜则动⁽¹⁾，热胜则肿，燥胜则干，寒胜则浮，湿胜则濡泻⁽²⁾。

【词解】

（1）动：眩晕搐搦之类。

（2）濡泄：濡音如，作湿滞解。濡泄是泄泻之一种。

【释义】

五行之气，应于人身，和则安，胜则病。风胜则能发生掉眩搐搦；热肿则能发生丹毒痈肿；燥胜则能发生津液枯涸，皮肤燥滋；寒胜则能发生阳气不舒，胀满浮虚，湿胜侵犯脾胃发生濡泄。由此可知寒暑燥湿风都能伤人。

【原文】

天有四时五行以生长收藏。以生寒暑燥湿风。人有五藏化五气⁽¹⁾，以生喜怒悲忧恐。故喜怒伤气，寒暑伤形。暴怒伤阴，暴喜伤阳，厥气⁽²⁾上行，满脉去形，喜怒不节，寒暑过度，生乃不固。

【词解】

（1）五气：即五志之气。

（2）厥气：厥逆也。厥气就是气的运行，不按常规。

【释义】

天有春夏秋冬的四时更迭，有金木水火土的五行生克，因此有生长化收藏的过程，而后有寒暑燥湿风的气候变化。春属木，主生。风所从生；夏属火，主长，暑所由生；长夏属土，主化，湿所由生；秋属金，主收，燥所由生；冬属水，主藏，寒所由生。人有肝心脾肺肾五藏，以化生五志之气，而有喜怒忧思恐的情绪波动，肝在志为怒；心在志为喜；脾在志为思；肺在志为忧；肾在志为恐。如若不注意摄生，喜怒起于内，则伤气，举喜怒而凡忧思恐不言而喻，邪气起于外，寒暑可以伤形，举寒暑而燥湿风小可推而知之，在天则寒为阴，暑为阳。在人则怒为阴，喜为阳，所以猝暴而怒，就要伤人的阴气；猝暴而喜，就要伤人的阳气，苦怒都能使人气逆而上行，逆气满于经脉，则神气就要离形了，所以《本神篇》说："智者之养生也，必须四时而适寒暑，和喜怒而安居处"。所以喜怒不节，寒暑过度，那就阴阳不和，生命就不能巩固了。

【原文】

故重阴必阳，重阳必阴，故曰冬伤于寒，春必温病；春伤于风，夏生飧泄，夏伤于暑，秋必痎疟⁽¹⁾；秋伤于湿，冬生咳嗽。

【词解】

（1）痎疟：痎音皆，痎疟是一切疟疾的总称。

【释义】

在寒天而受寒邪，是为重阴，重阴必有阳热的病发生。暑天而受热邪，是为重阳，重阳必有阴寒的病发生。试看冬伤于寒，寒毒藏于肌肤，至春当为温病，春伤于风，风气通于肝，肝邪有余，来侮脾土，留连到了夏令，当为飧泄；夏伤于暑，暑汗不出，一至秋令，凉风相薄，就为寒热往来的疟疾；秋伤于湿，湿蓄金藏，久之变热，至冬则寒热相搏，当病咳嗽。春夏以风暑伤人而病反寒，秋冬以寒湿伤人而病反热，这就是重阴必阳，重阳必阴的证明。

按：本节说明人体疾病的因素，多由内因和外因，外因是寒暑燥湿风，内因是喜怒悲忧恐，内因多伤气，外因多伤形。总之，皆阴阳失其协调所致。

第五节 法阴阳一

【原文】

［素问·阴阳应象大论］法阴阳奈何？曰：阳胜则身热，腠理闭，

喘粗为之俛仰[1]，汗不出而热，齿干，以烦冤[2]，腹满死，能[3]冬不能夏；阴胜则身寒，汗出，身常清[4]，数栗[5]而寒，寒则厥[6]，厥则腹满死，能夏不能冬。此阴阳更胜[7]之变，病之形能[8]也。

【词解】

（1）俛仰：俛同俯，俛仰，是形容呼吸困难的状态。

（2）烦冤：即烦闷。

（3）能：同耐。

（4）清：同凊，即寒冷。

（5）栗：即战栗。

（6）厥：四肢厥冷。

（7）更胜：是迭为胜负，即阴胜阳病，阳胜阴病的意思。

（8）能：同态。

【释义】

人身的阴阳，有同于天地的阴阳，欲取法于天地阴阳之气，而为调摄之法，先不可不明了阴阳偏胜的病态，阳盛则火热用事，所以身热，热在于表，则腠理紧闭，息粗，喘促不得其平，所以身为俛仰，无汗而发热，热盛于内，精液受伤，故牙齿枯燥，阳极则伤阴，故心中烦闷，倘若其人腹满，则是土气内绝，阳气偏胜的死症，冬为水令，尚可支持，遇夏之热，就不能耐受了。阴胜则阳虚，所以汗出。阴胜在表，则身常清冷，在里，则寒而战栗。四肢为诸阳之本，表里俱寒，所以手足厥冷。倘若其人腹满，亦为土气内绝，这是阴寒偏胜的死症，夏为火令，犹可支持，遇冬之寒，就不能耐受了。此乃阴阳迭为胜负所表现于病的形态是如此。

按：阳盛身热的，能冬不能夏；阴盛身寒的，能夏不能冬，以此见人身的阴阳，是与自然界的阴阳气候相关联的，无论阳胜阴盛，病势到了严重的阶段，又加以腹满，是中焦生气已绝，故预后多不良。

第六节　法阴阳二

【原文】

［素问·阴阳应象大论］调此二者奈何？曰：能知七损八益⁽¹⁾，则二者可调。不知用此，则早衰之节也，年四十而阴气自半也，起居衰矣。年五十，体重，耳目不聪明矣。年六十，阴痿，气大衰，九窍不利⁽²⁾，下虚上实，涕泣俱出矣。

【词解】

（1）七损八益：女得七数，男得八数，七损八益就是阳常有余，阴常不足的意思。

（2）九窍不利：即九窍的功能衰减。

【释义】

调摄体内阴阳的办法，不可不知道七损八益的道理。女得七数，男得八数，七损八益，就是说阳常有余，阴常不足。然阳气生于阴精，知道阴精不足，而无使其亏损，则人身的阴阳，就可调摄，如果不知道阴阳相生的道理，而用此调摄之法，那就不免发生早衰的现象。一般人到了四十岁的时候，腠理始疎，荣华颓落，发渐斑白，阴气已经减了一半，起居动作，当然逐渐衰溃了。到了五十岁的时候，精液血液皆虚，骨属屈伸不利，所以身体沉重，精气虚而不能并于上，所以耳目不够聪明。到了六十岁的时候，天癸枯竭，阴痿而气大衰，九窍也发生障碍，精衰于下，水泛于上，经常涕泪俱出。

【原文】

故曰，知之则强，不知则老。故同出而名异耳。智者察同，愚者察异；愚者不足，智者有余，有余则耳目聪明，身体轻强，老者复壮，壮者益治。

【释义】

所以说知道七损八益的道理，能够固守其精，那就阴阳都盛，筋骨强健，不知道阴阳所生的本原以欲竭其精，那就年龄到了半百就要衰老，本来是同样的身体，结果却有强弱各异之名，正以懂得养生的人，在气血未衰之前，就先期重视摄生，这就是察其同。不懂得养生的人在血气既衰之后不知道调摄这就是察其异，所以一个精气有余，一个精气不足。精气有余的，则耳目聪明，身体轻健，身体本来衰弱的也可变为强壮，本来强壮的，则更加强壮了。

按：本节说明人生的衰老，是生理上发展的一个过程，但是懂得七损八益道理的人，就会预为之防，可以不至于未老先衰，且可能老而复壮。只有不懂得养生道理的人，则未老先衰，是必然的。由此可见摄生之法，不可不注意。

第七节　阴阳之中复有阴阳

【原文】

［素问·金匮真言论］阴中有阴，阳中有阳。平旦⁽¹⁾至日中，天之阳，阳中之阳也；日中至黄昏⁽²⁾，天之阳，阳中之阴也；合夜⁽³⁾至鸡鸣，天之阴，阴中之阴也；鸡鸣至平旦，天之阴，阴中之阳也，故人亦应之。

【词解】

（1）平旦：是日初出的时候。

（2）黄昏：是日落尚有微光的时候。

（3）合夜：是黄昏后日光已尽的时候。

【释义】

阴阳固然是对待的，但在应用上不是固定的，而是错综复杂的，所以本文说明阴中有阴，阳中有阳。如以昼夜来讲，日间为阳，夜间为阴，如果进一步来区分，平旦到日中的时候，是为阳中之阳，日中到黄昏的时候，是为阳中之阴，合夜到鸡鸣的时候，是为阴中之阴，鸡鸣到平旦的时候，是为阴中之阳，如以一日分为四时，则日出就等于春，日中就等于夏，日入就等于秋，夜中就等于冬了。以阴阳来分昼夜是这样的。

【原文】

夫言人之阴阳，则外为阳，内为阴；言人身之阴阳，则背为阳，腹为阴；言人身之藏府中阴阳，则藏者为阴，府者为阳，肝心脾肺肾五藏皆为阴，胆胃大肠小肠膀胱三焦六府皆为阳。

【释义】

以人身的内外藏府来分阴阳也是同样的。试以整个人体来说，则躯壳在人体的外表，属阳，藏府在人体的内里，属阴。如以人体的前后言，虽同属躯壳外层，又背部为阳，腹部为阴，人身的藏府本系在里的，可是其中亦有阴阳的区别，五藏的心、肝、脾、肺、肾，主藏精气而不泄，都是属阴，六府的胆、胃、大肠、小肠、膀胱、三焦、主传化物而不藏，都是属阳。

【原文】

所以欲知阴中之阴，阳中之阳者何也？为冬病在阴，夏病在阳，春病在阴，秋病在阳，皆视其所在为施针石也。

【释义】

所以要知道阴中之阴，阳中之阳的道理，是因为冬气伏藏，病在阴，夏气发越，病在阳，春时阳气尚微，而余阴尚盛，病在阴，秋时阴气尚微，而余阳尚盛，病在阳，都要按照疾病的所在，来进行针刺或砭石的治疗。

【原文】

故背为阳，阳中之阳，心也；背为阳，阳中之阴，肺也；腹为阴，阴中之阴，肾也；腹为阴，阴中之阳，肝也；腹为阴，阴中之至阴，脾也。此皆阴阳表里内外雌雄[(1)]相输应[(2)]也，故以应天之阴阳也。

【词解】

（1）雌雄：指藏府而言。

（2）输应：是交相授受的意思。

【释义】

以五藏来说，本系属阴的，可是其中又有阴阳的区别，如心肺居于膈上，都属阳，但心与夏季相应，肺与秋季相应，故心为阳中之阳，而肺为阳中之阴；肾肝脾居于膈下都属阴，但肾与冬季相应，故为阴中之阴；肝与春季相应，故为阴中之阳，脾与长夏相应，故为阴中之至阴。以上这些，都是以阴阳来区别表里内外雌雄的相互关系，这样以阴阳应用于人体完全和自然界阴阳的意义是符合的。

按：此言人之阴阳以应天之阴阳，天的阴阳，以昼夜来分；人的阴阳，以内外表里藏府来分。如此分法，固然是使学者体会到阴阳在应用上的机动性，不是固定的。但是主要在使人知道病气的衰旺，在白昼与夜间有分别，即在子午前后也有分别；并且知道心肺虽均属阳，可是有阳中之阳，阳中之阴的分别。肾肝脾虽均属阴，可是有阴中之阴，阴中之阳，阴中之至阴的分别。这些都是在辨证治疗上，有很大的关系的。

第八节　脉别阴阳

【原文】

［素问·阴阳别论］所谓阴者，真藏⁽¹⁾也，见则为败，败必死也，所谓阳者，胃脘之阳也，别于阳者，知病处也。别于阴者，知死生之期。

【词解】

（1）真藏：指真藏脉，即脉现但弦但钩无柔和之象，表明胃气衰败，病为死。

【释义】

五藏属阴，若无阳明之胃气，而只有五藏的阴脉独见，如但弦但钩之类，这叫作真藏见而胃气败，所以必死，胃属阳明，胃中阳和之气，就是胃气，五藏赖之以为根本，心无胃气叫作逆，逆者死，脉无胃气亦死。能辨别阳和之胃气，则一有不和，便可知道疾病的所生，能辨别纯阴之真藏，则风遇生克，便可知道死生之期，这是以脉持的阴阳辨别其病与死。

【原文】

所谓阴阳者，去⁽¹⁾者为阴，至⁽¹⁾者为阳；静⁽²⁾者为阴，动⁽²⁾者为阳，迟⁽³⁾者为阴，数⁽³⁾者为阳。

【词解】

（1）去，至：指脉搏的起伏而言，伏时称去，起时称至。

（2）动，静：指脉搏的状态而言。

（3）迟，数：指脉搏的次数而言。

【释义】

再以脉搏的波动来区别其阴阳，则脉搏伏时为阴，起时为阳，如以状态来讲，则平静的为阴，跳动的为阳；如以脉搏次数来讲，则脉搏慢的为阴，快的为阳，这是以脉体来分阴阳，是诊脉者应当知道的。

按：本节一则以脉搏的阴阳，来辨别其病与死，一则以脉体来区别阴阳。由此可以推测病的阴阳，这些都可作为临床诊断上的参考。

第九节　十二经血气表里

【原文】

［素问·血气形志］夫人之常数[1]太阳常多血少气，少阳常少血多气，阳明常多气多血，少阴常少血多气，厥阴常多血少气，太阴常多气少血，此天之常数。

【词解】

（1）常数：是正常的比例数。

【释义】

人的藏府，是阴阳相配合的，气血多少，各有常数，推求其原，实由天有阴阳太少所生。先就阳经言之，如太阳常多血少气，因为阳至于太，是阳气已极，阳极则阴生，血为阴，阴生故常多血。气为阳，阳极故常少气，少阳常少血多气，因为阳始于少，阳气方生，阴气未盛，故常少血，阳气方生，莫可限量，故常多气。阳明是太少两阳相合而成的，有少阳之多气，有太阳之多血，所以阳明常多气多血。再就阴经言之，少阴常少血多气，因为少阴阴未盛，故常少血。少阴为生气之原，故常多气。厥阴常多血少气，因为厥阴肝脉，下合冲任，故常多血。厥阴为一阴而生微阳，故常少气。太阴是阴气已极，阴极则阳生，故常多气，阴极当变，故常少血。是诸经的血气多少，乃天之常数然也。

【原文】

足太阳与少阴为表里，少阳与厥阴为表里，阳明与太阴为表里，是为足阴阳也。

【释义】

人的藏府阴阳，相为表里，乃诊候之要，不可不知。如足太阳膀胱与足少阴肾为表里，足少阳胆与足厥阴肝为表里，足阳明胃与足太阴脾为表里，阳为府，经行于足的外侧，阴为藏，经行于足的内侧，这是足的表里。

【原文】

手太阳与少阴为表里，少阳与心主为表里，阳明与太阴为表里，是为手之阴阳也。

【释义】

手太阳小肠与手少阴心为表里，手少阳三焦与手厥阴心主为表里，手阳明大肠与手太阴肺为表里，阳为府，经行于手的外侧，阴为藏，经行于手的内侧，这是手的表里。

【原文】

今知手足阴阳所苦，凡治病必先去其血，乃去其所苦，伺[1]之所欲，然后泻有余、补不足。

【词解】

（1）伺：作诊察解。

【释义】

知道了手足的阴阳，则病在何经其所苦也可以知道了，如苦急、苦缓、苦气上逆、苦燥之类，凡治病一定要在血脉壅盛独异于寻常的处所，先去其血，血去则其所苦始可去。滞血既去，然后再伺察其所欲，如欲散、欲软、欲缓、欲收、欲坚之意，知道某经有余，某经不足，用针刺补泻而调治之。

【原文】

刺阳明出血气，刺太阳出血恶气，刺少阳出气恶血，刺太阴出气恶血，刺少阴出气恶血，刺厥阴出血恶气也。

【释义】

各经的气血，多寡不同，前面已经说过，所以刺各经者，出气出血，都要审慎。如阳明气血皆多，故刺可出血出气；太阳多血少气，故刺宜出血而恶出气；少阳多气少血，故刺宜出气而恶出血，少阴多气少血，故刺宜出气而恶出血，厥阴多血少气，故刺宜出血而恶出气，此气血之常数，针刺的常法，医者不可不知。

按：本节言针刺之法，首当辨明六经气血多少，藏府阴阳表里，再因其所苦、所欲、分别虚实，以施补泻。至于出血出气之宜，乃针刺的基本原则，尤当注意。

第十节　阴阳离合一

【原文】

［素问·阴阳离合论］余闻天为阳，地为阴，日为阳，月为阴，大小月三百六十日成一岁，人亦应之，今三阴三阳不应阴阳，其故何也？

【释义】

听说天是属阳的，地是属阴的，日是属阳的，月是属阴的，由于天地日月阴阳的变化，所以有大月和小月，经过三百六十日，就成为一岁，人也和四季阴阳的变化相适应，现在人体的三阴三阳，有不应天地日月阴阳之处，这是什么道理？

【原文】

曰：阴阳者数之可十，推⁽¹⁾之可百，数之可千，推之可万，万之大不可胜数，然其要一也。

【词解】

（1）推：是推广演绎的意思。

【释义】

天地阴阳，范围极广，大凡宇宙间一切相对的事物和现象，都可用阴阳来代表说明他。因此由十到百，由百到千，由千到万，按照阴阳的规律推广演绎下去，是数不清的，然而归纳起来，不外乎一阴一阳的道理。

【原文】

天覆地载，万物方生，未出地者，命曰阴处，名曰阴中之阴，则出地者，命曰阴中之阳。

【释义】

试以天地万物来说，天覆于上，地载于下，天气下降，地气上升，万物方能化生，当其潜伏而未出地面时候，居于阴处，叫作阴中之阴，则已发露在地面上的，就叫作阴中之阳。

【原文】

阳予[1]之正，阴为之主，故生因春，长因夏，收因秋，藏因冬，失常则天地四塞。

【词解】

（1）予：同与。

【释义】

有阳施正气，阴为主持，所以万物因于春气的温暖而发生，因于夏气的炎热而滋长，因于秋气的清肃而收成，因于冬气的寒冽而闭藏，这是四时气候变化的规律，假使失了这个规律，则天地阴阳痞塞而不通，春就不能生，夏就不能长，秋就不能收，冬就不能藏了。

【原文】

阴阳之变，其在人者，亦数[1]之可数。

【词解】

（1）数：止如字，下上声，作推测讲。

【释义】

天地四时阴阳的变化，既已如上所述，以人身来讲，和四时阴阳一样，有它一定的范围，所以数之可数。

第十一节　阴阳离合二

【原文】

［素问·阴阳离合论］愿闻三阴三阳之离合⁽¹⁾也，曰：圣人南面而立，前曰广明⁽²⁾，后曰太冲⁽³⁾，太冲之地，名曰少阴，少阴之上，名曰太阳，太阳根⁽⁴⁾起于至阴⁽⁵⁾，结⁽⁶⁾于命门⁽⁷⁾，名曰阴中之阳。

【词解】

（1）离合：张景岳说：分而言之谓之离，阴阳各有其经也，并而言之谓之合，表里同归一气也。

（2）广明：指属阳的部位。

（3）太冲：指属阴的部位。

（4）根：在下为根。

（5）至阴：穴名，在足小趾外侧。

（6）结：在上为结。

（7）命门：《灵枢根结》篇："命门者，目也"。命门，就是睛明穴。

【释义】

三阴三阳的离合情况如何呢？其人南面而立，前面阳位，名曰广明，后面阴位，名曰太冲，太冲脉所起的地方，是足少阴肾经，少阴肾经之上，是足太阳膀胱经，足太阳经的下端，起于足部至阴穴，其上结于面之命门，以太阳居少阴之上，故名曰阴中之阳。

【原文】

中身而上，名曰广明，广明之下，名曰太阴，太阴之前，名曰阳明，阳明根起于厉兑⁽¹⁾，名曰阴中之阳。

【词解】

（1）厉兑：穴名，在足大趾次趾之端。

【释义】

身半以上为阳，身半以下为阴，所以中身而上也叫作广明，广明的下边是足太阴脾土所主，叫作太阴，足阳明胃经之脉，行于太阴脾经的前面，叫作阳明，阳明经脉的下端起于足部厉兑穴，以阳明居太阴之前，故名曰阴中之阳。

【原文】

厥阴之表，名曰少阳，少阳根起于窍阴[1]，名曰阴中之少阳。

【词解】

（1）窍阴：穴名，在足小趾次趾之端。

【释义】

足厥阴肝脉行于足里，少阳胆经行于其表，厥阴是阴尽，阴尽则阳生，阳气初生，故曰少阳。少阳经脉的下端起于足部窍阴穴，以少阳居厥阴之表，故为阴中之少阳。

【原文】

是故三阳之离合也，太阳为开，阳明为阖，少阳为枢，三经者不得相失也，搏而勿浮，命曰一阳。

【释义】

一行于表，一行于里，叫作离，阴阳配偶叫作合，以上所言，是三阳相为离合。太阳在表，敷布阳气，故为开，阳明在里，受纳阳气，故为阖，少阳居于表里之间，转输阳气，故为枢，这三经开阖枢的作用，是互相为用，而不能相失的，阳脉是多浮的，但欲搏手有力，得其阳和之象，而勿至过浮，是为三阳合一之道，故命曰一阳。

【原文】

愿闻三阴？曰：外者为阳，内者为阴，然则中为阴，其冲在下，名曰太阴。太阴根起于隐白[1]，名曰阴中之阴。

【词解】

（1）隐白：穴名，在足大趾端。

【释义】

三阴的离合情况如何呢? 脉行于表的属阳,脉行于里的属阴,然则腹中为脾,亦属阴。冲脉在脾之部,并少阴而行,故脾名曰太阴,太阴经脉根起于足的隐白穴,以太阴居明,所以称为它是阴中之阴。

【原文】

太阴之后,名曰少阴,少阴根起于涌泉⁽¹⁾,名曰阴中之少阴。

【词解】

(1) 涌泉:穴名,在足心。

【释义】

太阴脾下的后面,是足少阴肾的部位,少阴经脉,根起于足之涌泉穴,以少阴居阴,所以称它为阴中之少阴。

【原文】

少阴之前,名曰厥阴,厥阴根起于大敦⁽¹⁾,阴之绝阳,名曰阴之绝⁽²⁾阴。

【词解】

(1) 大敦:穴名,在足大趾三毛中。

(2) 绝:当尽字讲。

【释义】

少阴肾前的上部,是厥阴肝的部位,厥阴经脉根起于足之大敦穴,三阴三阳,至此经已尽,故为绝阳,又为绝阴。

【原文】

是故三阴之离合也,太阴为开,厥阴为阖,少阴为枢,三经者不得相失也。搏而勿沉命曰一阴。

【释义】

三阴有行前行后之别,叫作离,太少厥同出于阴,叫作合。以上所言,是三阴自为离合,太阴居阴分之表,故为肝,厥阴居阴分之里,故为阖,少阴居阴分之中,故为枢,这三经开阖枢的作用,是互相为用的不能相失的，阴脉是沉的，但欲搏手有力，得其中和之体，而勿至于过沉，是为三阴合一之道，故命曰一阴。

【原文】

阴阳蟁蟁⁽¹⁾，积传为一周，气里形表，而为相成也。

【词解】

（1）蟁蟁：音冲，是气之生来流利不息的意思。

【释义】

合上文三阴三阳而并论之，人身阴阳之气，蟁蟁然流转不止，一日一夜，行人身一周，气运于里，形立于表，是阴阳交相为用而协成其事的。

按：本篇是说明人的三阴三阳，应天地的阴阳道理，天地的阴阳，虽不可胜数，但是归纳起来，不外一阴一阳，人体虽有三阴三阳，然而归纳起来，也不外一阴一阳，春夏为阳，秋冬为阴，天地以一阴一阳而成一岁。在一岁中，起生长收藏的作用，失其常，则天地为之四塞，春不生，夏不长，秋不收，冬不藏了，太阳阳明少阳，总是一阳，太阴少阴厥阴必是一阴，其气积传为一周，在人身中起开阖枢的作用。也是不得相失的，一有或失，即发生病变，如九虚所言，是很详尽的（参考《黄帝内经素问新校正》）学习此篇既可了解人的三阴三阳，与天地的阴阳相应的道理，也可了解人体三阴三阳的部位和生理作用。

第十二节 阴阳交会之要

【原文】

［素问·生气通天论］凡阴阳之要，阳密乃固，两者不和⁽¹⁾，若春无秋，若冬无夏，因而和之，是为圣度⁽²⁾。

【词解】

（1）和：含有平衡协调的意思。

（2）圣度："度"是法度。"圣度"就是最好的养生法度。

【释义】

　　阳在外，为阴之卫，阴在内，为阳之守，阴阳交会之要，必阳气闭密于外，则邪不能为害，而阴气始能完固于内。如果阴不胜其阳而阳气胜，那就像自然界的气候，有春无秋，如果阳不胜其阴而阴气胜，那就像自然界的气候，有冬无夏的情况了。所以要两者互相协调，才是最好的养生法度。

【原文】

　　故阳强⁽¹⁾不能密，阴气乃绝，阴平⁽²⁾阳秘⁽³⁾，精神乃治，阴阳离决⁽⁴⁾，精气乃绝。

【词解】

　　（1）强：作亢字解。

　　（2）平：作静字解。

　　（3）秘：作固字解。

　　（4）决：作绝字解。

【释义】

　　若阳气过于亢盛，不能固密。则阴气就要亏耗而竭绝。人生所赖，唯精与神，必阴气平静，阳气秘固，精神才能正常，假使阴不平静，阳不秘固，那就两相离决，精气也随之而绝了。

　　按：本节说明阴阳之在人体，关系最重，得其平衡，则身体健康，失其平衡，则有导致身体衰弱与生命死亡的危险，所以中医在生理病理诊治用药等方面，都是以协调阴阳为主。

第十三节　气之逆行主死

【原文】

　　［素问·玉机真藏论］五藏受气⁽¹⁾于其所生，传之于其所胜，气舍⁽²⁾于其所生，死于其所不胜，病之且死，必先传行，至其所不胜，病乃死，此言气之逆也，故死。

【词解】

（1）气：指病气。

（2）舍：张景岳曰："舍，留止也。"即病气留于其间而不去的
意思。

【释义】

五藏之气，循序旋耘则为顺，失其常度则为逆，逆则必病，凡五藏
得病，一般是受病气于己所生之脏，也即后人所说的子来乘母，传之于
我所克己之藏。自此病气日盛，又留止于生我截之藏，死于所克己之
藏，当病势严重的时候，气必先传行，至所克己的藏病者乃死。这是病
气的逆传，逆则当死。

【原文】

肝受气于心，传之于脾，气舍于肾，至肺而死。心受气于脾，传之
于肺，气舍于肝，至肾而死。脾受气于肺，传之于肾，气舍于心，至肝
而死。肺受于肾，传之于肝，气舍于脾，至心而死。肾受气于肝，传
于心，气舍于肺，至脾而死，此皆逆死也。

【释义】

此段是申明五藏的病气，逆传至其所克己之藏而死的道理。试就肝
经来说，若心经有病，来乘其母（心者肝之子），则肝的病气，受之于
心（受气于所生），肝木土，乃传于脾。（传之于其所胜），肾水生木，
病气则留于肾（气舍于其所生），金能克木，故至肺而死（死于其所不
胜）。其他四藏，以此类推，这都是逆传而死的缘故。

【原文】

一日一夜五分之，此所以占死生之早暮也。

【释义】

把一天一夜，划分为五个阶段，以早晨主寅时卯时（木）正午主
巳时午时（火）傍晚主申时酉时（金）夜主庚时子时（水）惟土旺于
四季，主辰戌丑未四个时辰。例如脾至肝而死，则死于寅卯，肺至心而
死，则死于巳午，余皆仿此。所以运用此法，可以预测患者死的时期，

或早或晚。

按： 本节根据五行的理论，断定气之逆行者预后多不良，并占死期的早暮，但这种传变次序，也不是固定的，因为藏气有盛有衰，盛则不受邪，所以在发病的概率，疾病的传次，也就有所不同，医者当领会其大旨。

第十四节 测病必先定五藏的平脉

【原文】

［素问·藏气法时论］夫邪气之客于身也，以胜相加，至其所生而愈，至其所不胜而甚，至于所生而持，自得其位而起，必先定五藏之脉，乃可言间甚之时，死生之期也。

【释义】

凡风寒暑湿，饥饱劳逸失其正常，都叫作邪气，邪气侵袭到人体，以致影响藏器正常机能，而发生病变，必因其胜以侮所不胜，病在发展过程中，逢到所生的时日而愈，如上文说"肝病愈于夏""愈于丙丁"，为木生火的道理。（余藏仿此），逢到被克的时日，而病加重，如肝病"甚于秋""加于庚辛"，为金克木的道理，逢到生死的时日，则正气与邪气的力量相持，病呈现不退不进的状态，如肝病"持守""持于壬癸"，为水生木的道理，得到本藏当旺的时日，其病便可以好转，如肝病，起于"甲乙之类"凡五脏的病，由于相生相克的道理如此，时日固可类推，但还必先确定五脏的平脉，如肝脉弦、心脉钩、脾脉代、肺脉毛、肾脉石，才可以切诊其病脉，才可以测知疾病的减轻或加重的时间，以及死生的日期，不然诊断就不够准确。

按： 本节说明运用五行生克的理论，和四时气候的影响，是可以预测到疾病的各种变化的，但必须参合五藏的脉象，以常衡变，才能推出正确的诊断。

第十五节　六经六气

【原文】

［素问·六微旨大论］少阳之上，火气治之，中见厥阴。

【释义】

天有风寒湿燥火热之六气，人秉之而有少阳、阳明、太阳、厥阴、少阴、太阴之六经，六经出于藏府，藏府各有一经脉游行出入，运行血气，而经脉中所络之处，以此通彼曰络，叫作中见。足少阳胆经，手少阳三焦经，同司相火，所以说少阳之上，火气治之，足少阳胆经由胆走足，中络厥阴肝藏，手少阳三焦经由三焦走手，中络厥阴包络，所以少阳中见死为厥阴。

【原文】

阳明之上，燥气治之，中见太阴。

【释义】

足阳明胃经属燥土，手阳明大肠经属燥金，这两经都是燥气主治，所以说阳明之上燥气治之，手阳明大肠经脉循行络太阴肺而后走手；足阳明胃经脉，循行络太阴脾而后走足，所以说阳明中见为太阴。

【原文】

太阳之上，寒气治之，中见少阴。

【释义】

足太阳膀胱经属寒水，手太阳小肠经属君火，手从足化，以寒水为主。所以太阳之上，统称寒水治之。手太阳经脉，循行络手少阴心而后走手；足太阳经脉，循行络少阴肾而后走足，所以二经中见为少阴。

【原文】

厥阴之上，风气治之，中见少阳。

【释义】

足厥阴经属风木，手厥阴包络属相火，子从母化，以风为主，所以说厥阴之上，风气治之。手厥阴经中络少阳三焦，足厥阴经中络少阳胆，所以二经中见为少阳。

【原文】

少阴之上，热气治之，中见太阳。

【释义】

足少阴肾经属水阴，手少阴心经属火热，心为君主，肾从其化，故少阴两经，统是热气主治，手少阴心经中络太阳小肠，足少阴肾经中络太阳膀胱，所以二经中见为太阳。

【原文】

太阴之上，湿气治之，中见阳明。

【释义】

足太阴脾经属湿土，手太阴肺经属清金，二经子母同气，所以说太阴之上，湿气治之。手太阴肺经，络手阳明大肠，足太阴脾经，络足阳明胃，所以说二经中见为阳明。

【原文】

所谓本也，本之下，中之见也。见之下，气之标也。本标不同，气应导象。

【释义】

所谓本也句，是总结上文，就是说六经之上，其主治的皆其本气，本气根于藏府，是夺气居于经脉之上，由本气循经下行，其中彼此相通的为中之见，由中见之下，而经脉外走手足，以成六经，又各有太阳少阳阳明厥阴少阴太阴之不同，则又系六气之末，所以说是气之标，或标同于本，或标同于中，或标本各有不同，所以气化之应，象征亦异。

按：本节言人之六经，秉于天之六气，必了解六经的本气标气与中见之气（例如胆与三焦同司相火，火就是它的本气，中见厥阴，是其中有风气居之，其标则为少阳，余仿此）才能认识病情，施治少误，此在中医学理上，是最重要的一环，学者宜研究之。

第十六节　六经经气所从

【原文】

［素问·至真要大论］少阳太阴从本，少阴太阳从本从标，阳明厥阴不从标本，从乎中也。

【释义】

这是说明六经的气化，或从藏府本气的阴阳为主，或以经脉标气的阴阳为重，或以中见的气化为主，其性情各有不同，如少阳太阴两经，是从本的，因为少阳本火而标阳，太阴本湿而标阴，标本同气，故当从本。故以本者化生于本，然少阳太阴亦有中气，何以不从中气呢？因为少阳之中是厥阴风木，木火同气，木从火化了；太阴之中，是阳明燥金，土金相生，燥从湿化了，所以这两经不从中气，少阴太阳两经，是从本从标的，因为少阴本热乃标阴，太阳本寒而标阳，阴中有阳，阳中有阴，有水火寒热之化，标本异气，所以或从本，或从标，而主治必须详审。然少阴太阳，也有中气，又何以不从中气呢？因为少阴之中，是太阳水，太阳之中，是少阴火，假使同于本就异于标，同于标就异于本，所以都不从中气。至若阳明厥阴两经，不从标本，而从乎中气的，因为阳明之中，是太阴湿土，也是燥从湿化了，厥阴之中，是少阳相火，也是木从火化了。是阳明厥阴不从标本，而从中气，就是这个理由。要之，五行之气，以风木遇火，则从火化，以燥金遇湿土，则从湿化，总不离乎水流湿，火就燥，同气相求的道理。

按： 本节宜结合上节研究，六气标本气化，在中医学理上关系很大，学者明白了六经的本气标气与中见之气是什么之后，再把这个何以从本，何以从本从标而从乎的道理，研究一番，那么，六经的性情，就更明确了。

第二章　阴阳

第三章　藏　象

　　藏象是内藏的功能所反映于外的现象。人是一个有机的整体，在内藏某一部分起了变化，即有现象反映于外。本章是说明各个藏器的功能，及藏器与藏器之间的关系，藏器与外界环境和内在精神情感各方面的关系，学习此章，就可约略了解藏器的精神实质和所包括的范围。

第一节　十二官

【原文】

　　［素问·灵兰秘典论］心者君主之官也，神明出焉，肺者相传之官，治节$^{(1)}$出焉，肝者将军之官，谋虑出焉，胆者中正之官，决断出焉，膻中$^{(2)}$者，臣使$^{(3)}$之官，苦乐出焉，脾胃者仓廪$^{(4)}$之官，五味出焉，大肠者传道$^{(5)}$之官，变化出焉，小肠者受盛之官，化物出焉，肾者作强$^{(6)}$之官，伎巧$^{(7)}$出焉，三焦者决渎$^{(8)}$之官，水道出焉，膀胱者州都之官，津液藏焉，气化则能出矣。凡此十二官者，不得相失也。

【词解】

（1）治节：治理调节。

（2）膻中：是两乳中间的部位，此处是指心包络而言。

（3）臣使：是表达君主命令意志的官。

（4）仓廪：是贮藏粮仓的仓库。

（5）传道：传送运输的意义。

（6）作强：犹言强于作用。

（7）伎巧：伎通技，技能智巧。

（8）决渎：流通水道。

【释义】

心为一身的君主，人身知觉运动，无一不本于心，藏府百骸，性命是所，聪明智慧，都由心出，所以说神明出焉。脉与心都居膈上，肺位高，近于君主，犹之专制时代的宰相；肺主一身之气，肺气调，则人的营卫藏府，无所不治，所以说治节出焉。肝属风木，性动而燥急，所以称为将军之官，为谋虑所从出。胆秉刚果之气，所以称为中正之官，为决断所从出，胆附于肝，相为表里，肝气虽强，非胆不断，所以杂病论上说："肝为中之将也，以决于胆"，心包络位居膻中，其责任为君主传达意志，称为臣使之官，心志喜，膻中代君宣布，所以说苦乐出焉。脾主运化，胃司受纳，通主水谷，都称为仓廪之官；五味入胃，由脾布散，所以说五味出焉。大肠居小肠的下面，主出糟粕，为肠胃变化的传道，小肠居胃的下面，受盛胃中水谷而分清浊，水液从此而渗于前，糟粕从此而归于后，脾气化而上升，小肠化而下降，所以说化物出焉。肾属水而藏精，精足则髓足，髓足则骨强，所以强于作用，水能化生万物，精妙莫测，所以说技巧出焉。上焦不治，则水泛高原；中焦不治，则水留中脘；下焦不治，则水乱二便，三焦气治，则脉络通而水道利，所以称为决渎之官。膀胱是水液都会的所在，所以称为州都之官，水谷入胃，分泌别汁，循下焦而渗入膀胱中，为津液之所藏，必得气化，则水液才能运行而出。以上所说的十二官，应当各尽其职责，共同完成人体生活的机能，不可失其协调的作用。

按：本节借国家行政机构，把人体各藏器的生理作用，作了概括性的记述，虽一藏有一藏的功能，但必须在心藏统一的领导下，分工合作，才能把整个工作做好。心为最高的领导者，从它的功能来看，似乎包括了脑的作用。中医治疗的特点，就建立在这整体的原则上。

第二节　藏府所华所充

【原文】

［素问·六节藏象论］心者生之本，神之变也。其华在面，其充在血脉，为阳中之太阳，通于夏气。

【释义】

心生血以奉生身，所以为生命之本，心藏神以应万部，所以为神明之变。心主血，性属阳而升，所以光华表现于面部，充实于血脉，位居膈上为阳，其类火亦为阳，故为阳中之太阳，相当于夏天的性质。

【原文】

肺者气之本，魄⁽¹⁾之处也，其华在毛，其充在皮，为阳中之太阳，通于秋气。

【词解】

（1）魄：《说文》云："魄，阴神也"。它代表人体器官活动的本能。

【释义】

诸气皆主于肺，所以为气之本。肺藏魄，所以为魄之处。皮毛为肺的外候，所以它的精华反映在皮毛方面，肺位最高为阳，但在藏则为阴，故为阳中之太阴，相当于秋天的性质。

【原文】

肾者主蛰⁽¹⁾封藏之本，精之处也，其华在发，其充在骨，为阴中之少阴，通于冬气。

【词解】

（1）蛰：如虫类之伏藏于土中。

【释义】

肾为胃关，开窍于二阴而司"乘"，是为人体蛰伏封藏的根本。肾主水，受纳五藏六府的精气而保存起来，所以为精的贮藏之所。发为血之余，血为精之化，所以它的精华显露在头发，充实在骨髓，肾处至下为阴，在藏亦属阴，故为阴中之少阴，相当于冬天的性质。

【原文】

肝者罢⁽¹⁾极之本，魂⁽²⁾之居也，其华在爪，其充在筋，以生血气，其味酸，其色苍，此为阳中之少阳，通于春气。

【词解】

（1）罢：读疲，倦怠的意思。

（2）魂：阳神也，它代表人的思想意识的。

【释义】

肝主筋，人的动作，皆由于筋力；动作过劳，筋必罢极，肝藏魂，故曰魂之居。爪者筋之余，所以它的精华在爪，充实在筋，肝属木属春，为生发之本，故曰以生血气，木旺于春，阳气始生，故为阳中之少阳，相当于春天的性质。

【原文】

脾、胃、大肠、小肠、三焦、膀胱者，仓廪之本。营之居也，名曰器(1)，能化糟粕，转味而入出者也，其华在唇四白(2)，其充在肌其味甘，其色黄，此至阴之类，通于土气。

【词解】

（1）器：犹言工具。

（2）四白：口唇四周的白肉。

【释义】

脾、胃、大肠、小肠、三焦、膀胱，六者皆主盛受水谷，故称为仓廪之本，水谷贮于六府，是营气产生的地方，皆称之曰器，以其能吸收精华，滋养机体，又能将剩余的废料，排出体外，所以说能化糟粕秏味而入出，口为脾窍，又主肌肉，脾阴充足，所以它的精华表现在口唇周围，充实在全身的肌肉，脾为至阴，属土，而胃与大肠、小肠、三焦、膀胱也能逐水谷，化糟粕，秏味而入出，所以说这都是至阴之类，它们的性质，相当于四季土旺的季节。

按： 有诸内必形诸外，这是一定不易的道理。本节说明藏器在人体内所起的作用，和表现于外部的情况，并以四时阴阳来比拟各藏器的性质。学者如果从这些方面把它们的性质了解清楚，对于临床诊断上是有很大帮助的。

第三节　藏府相合

【原文】

［灵枢·本输］肺合大肠，大肠者传道[1]之府[2]。

【词解】

（1）道：读导。

（2）府：物所聚积的地方称为府。

【释义】

肺与大肠为表里，故肺合大肠，凡食物经过胃与小肠消化以后，其糟粕入于大肠，借肺气下达，排泄而出，故大肠为传导之府。

【原文】

心合小肠，小肠者，受盛之府。

【释义】

心与小肠为表里，故心合小肠，小肠上接于胃，凡胃所容纳的食物，又都受盛于小肠，使化精汁，以上奉于心而化血，故小肠为受盛之府。

【原文】

肝合胆，胆者，中精之府。

【释义】

肝与胆为表里，故肝合胆，肝化生胆汁，胆汁入胃，消化食物，它藏所受的都是浊物，只有胆所藏的是精汁，故胆为中精之府。

【原文】

脾合胃，胃者，五谷之府。

【释义】

脾与胃为表里，故脾与胃合，然脾主运化五谷，胃主容纳五谷，故胃为五谷之府。

【原文】

肾合膀胱，膀胱者，津液之府也。

【释义】

肾与膀胱为表里，故肾合膀胱，然膀胱主水，主藏精液，必得肾中阳气蒸动。气才能化，便溺才能排出，故膀胱为津液之府。

【原文】

少阳属肾，肾上连肺，故将⁽¹⁾两藏⁽²⁾，三焦者，中渎⁽³⁾之府也，水道出焉，属膀胱，是孤之府也。

【词解】

（1）将：读如酱，是统率的意见。

（2）两藏：指膀胱与三焦而言。

（3）中渎：是说人身中的沟渎。

【释义】

手少阳三焦属肾，肾又上连于肺，本经《经脉》说："肾脉从肾上贯肝膈入肺中"是也，左肾合膀胱，右肾合三焦，所以肾得兼将两藏，《本藏》说"肾合三焦膀胱"是也。三焦是人身中的沟渎，凡饮食之物，入于口出于便，必须经过三焦，三焦是全身水液通行的路径，所以与膀胱有密切关系，以六府配五藏来说，三焦没有对象，所以称为孤府。

按：本节说明表里相配，肺合大肠称为金，心合小肠称为火，肝合胆称为木，脾合胃称为土，肾合膀胱称为水，但三焦虽说是水渎之府，而实总护诸阳，也称相火，是又水中之火府，所以本节说三焦属膀胱，在《血气形志》里说，少阳与心主为表里，因其在下为阴，属膀胱而合肾水，在上为阳，合心包而通心火，这是三焦所以际上极下，像同天合，而无所不包的，也说明了三焦不同于其他内藏。所以治三焦病，在上则治心肺，在中则治脾胃，在下则治肾与膀胱，如果离开了内藏来谈治三焦病，都是没有办法的。

第四节　奇恒藏府

【原文】

［素问·五藏别论］脑⁽¹⁾、髓⁽²⁾、血、胆，女子胞⁽³⁾，此六者地气之所生也，皆藏于阴而象于地，故藏而不泻，名曰奇恒之府⁽⁴⁾。

【词解】

（1）脑：指头脑。

（2）髓：指骨髓。

（3）女子胞：即子宫。

（4）奇恒之府："奇"作"异"字解，"恒"作"常"字解。所谓奇恒之府，亦即异于寻常之府。

【释义】

地是主所藏而上升的，天是主施化而下降的，人的藏府形骸，应象天地阴阳之气。脑、髓、骨、脉、胆、女子胞，这六个器官，藏精藏血，是秉承地气而生的，都是藏于阴，因而象于地，所以它的功用主贮藏而不泻，其藏为奇，无所于偶，而且有恒不变，所以称为奇恒之府。

【原文】

夫胃、大肠、小肠、三焦、膀胱，此五者天气之所生也，其气象天，故泻而不藏，此受五藏浊气，名曰传化之府，此不能久留输泻者也，⁽¹⁾魄门亦为五藏使，水谷不得久藏。

【词解】

（1）魄门：即肛门。

【释义】

胃、大肠、小肠、三焦、膀胱，这五个器官，传导水谷，是秉承天气而生的。其气象天，所以泻而不能藏。此则接受五藏的浊气而排出，所以叫作传化之府，准其为传化之府，所以不能久留诸物，而输泻出去。魄门是大肠的肛门；大肠为肺府，故称为魄门，六府为五藏之输泻，而魄门亦为五藏行使排泻工作，使糟粕不能久停而排出于体外。

【原文】

所谓五藏者，藏精气而不泄也，故满不能实。六府者，传化物而不藏，故实而不能满，所以然者，水谷入口，则胃实而肠虚，食下则肠实而胃虚，曰实而不满，满而不实也。

【释义】

心肝脾肺肾谓之五藏，正以五藏各有精，藏精气而不泻，但是水谷并不能直接充实它，所以虽至于满而不至于所实，胆、胃、大肠、小肠、三焦、膀胱谓之六府，正以六府传化物而不藏，所以虽常有水谷充实，而不能有所满，所以然之故，是因为水谷入口的时候，胃中实而肠中尚虚，及其食入下脘以后，则肠中实而胃中已虚，所以说府是实而不满的，被五藏无水谷的出入，不过是精微之气，所以说藏是满而不实的。

按：本节以天地阴阳，用取类比象的方法，说明五藏六府以及奇恒之府的作用，也就是说，府主运化水谷，而象天气之运行，藏主贮藏精微，而象地之恒定，但奇恒之府，却不同于五府的传化，及类五藏之藏，名虽称府似阳，究其作用则又属阴象地，所以说藏而不泻，六府则属阳象天，所说泻而不藏，然其中胆又介于天地阴阳之间，也是由于它的性质和作用不同来决定的。

第五节　五藏所生

【原文】

［素问·阴阳应象大论］东方生风，风生木，木生酸，酸生肝。

【释义】

风是天地的阳气，东为日升的方向，所以阳生于春，春旺于东，而东方生风，阳气鼓动，则一切植物，欣欣向荣，物之味酸的，都是木气所化，人秉木的性味而生肝藏。

【原文】

南方生热，热生火，火生苦，苦生心。

【释义】

阳气至夏而极，夏旺于南，所以南方生热，热极则生火，物之味苦的，都是火气所化，人秉火的性味而生心藏。

【原文】

中央生湿，湿生土，土生甘，甘生脾。

【释义】

中央主长夏，其时湿润之气较多，湿润则土气旺而万物生，物之味甘的，都是土气所化，人秉土的性味而生脾藏。

【原文】

西方生燥，燥生金，金生辛，辛生肺。

【释义】

西方主秋令，其气化燥，燥则刚劲，以生金气，物之味辛的，都是金气所化，人秉金的性味而生肺藏。

【原文】

北方生寒，寒生水，水生咸，咸生肾。

【释义】

北方主冬令，冬令严寒，其气阴润，能化为水，物之味咸的，都是水气所化，人秉水的性味而生肾藏。

按： 东南西北中五方，实际是指春夏秋冬长夏而言。本节说明季节与气候的关系，气候与五行的关系，五行与人身的关系，人秉五行以生五藏，所以欲知人身的阴阳，须先知五藏的气化。

第六节　五藏所属

【原文】

［素问·阴阳应象大论］神在天为风，在地为木，在体为筋，在色为苍，在音为角，在声为呼，在变动为握，在窍为目，在志为怒。

【释义】

人的肝藏，在天则应于风，在地则应于木，其在于人体则为筋，在五色则为苍，在五音则为角，和而长，在变动则为呼，筋有变动，则为拘急之象，在窍为目，目为行之官，在志则为怒所从生。

【原文】

其在天为热，在地为火，在体为脉，在色为赤，在音为徵，在声为笑，在变动为忧，在窍为舌，在志为喜。

【释义】

人的心藏，在天则应于热，在地则应于火，其在人体则为脉，通行营卫，而养血液，在五色则为赤，在五音则为徵，和而美，喜则发笑，是为心之声，心藏神，神有余则笑，不足故忧，开窍于舌，司辨五味，在志则为喜所从出。

【原文】

脾，在天为湿，在地为土，在体为肉，在色为黄，在音为宫。在声为歌，在变动为哕，在窍为口。在志为思。

【释义】

人的脾藏，在天则应于湿，在地则应于土，其在于人则为肉。覆裹筋骨，以充其形，在五色则为黄，在五音则为宫。大而和，在声则得意而歌，一有变动，则发为哕噫，开窍于口，受纳水谷，在志则为思虑所由生。

【原文】

肺，在天为燥，在地为金，在体为皮毛，在色为白，在音为商，在声为苦，在变动为欬，在窍为鼻，在志为忧。

【释义】

人的肺藏，在天则应于燥，在地则应于金，其在于人体则为皮毛，包藏肤腠，以扞外邪，在五色则为白，在五音则为商，轻而劲，悲动于中，在声则为哭，一有变动，则发为咳嗽，开窍于鼻，以主呼吸，在志则为忧悲。

【原文】

肾，在天为寒，在地为水，在体为骨，在色为黑，在音为羽，在声为呼，在变动为慄，在窍为耳，在志为恐。

【释义】

人的肾藏，在天则应于寒，在地则应于水，其在于人体则为骨，以立人身，在五色则为黑，在五音则为羽，沉而深，在声则为呻吟，如遇甚寒大恐，则发生战慄，开窍于耳，司听五音，在志则为恐惧。

按：此说明人身不独五藏本于五行，推之于其他各方面，如声色情志……，亦各秉五行，因皆与人的五藏相属，此在临床上可作为诊断治疗的依据。

第七节　五藏所主

【原文】

［素问·五藏生成］心之合脉也，其荣[1]色也，其主[2]肾也。

【词解】

（1）"荣"是表现于外而有光泽，像草木欣欣向荣一样。

（2）"主"即制约和监督的意思。

【释义】

心主血脉，所以说与心藏相配合的是脉，心之华在面，心生血，血足其荣必表现于色，心是火藏，受制于肾水，所以说心以肾为主。

【原文】

肺之合皮毛，其荣毛也，其主心也。

【释义】

人之肺气达于外，护卫周身，像天之无所不包，所以说与肺藏相配合的是皮，毛为血之余，血从气化，肺主气，气盛，其荣必表现于毛，肺是金藏，受制于心火，所以说肺以心为主。

【原文】

肝之合筋也，其荣爪也，其主肺也。

【释义】

肝属木，本性曲而柔，人的筋体象之，所以说与肝藏相配合的是筋，爪为筋之余，其荣必表现于爪，木受制于金，所以说肝以肺为主。

【原文】

脾之合肉也，其荣唇也，其主肝也。

【释义】

脾属土，土性柔厚，肉体亦然，所以说与脾藏相配合的是肉，脾开窍于口，唇是口的门户，脾阴充足，其荣必表现于唇，脾受制于肝木，所以说脾以肝为主。

【原文】

肾之合骨也，其荣发也，其主脾也。

【释义】

肾属水，肾藏精，精生髓，髓生骨，所以说与肾藏相配合的是骨，发者精血之余，精血足，其荣必表现于发，肾水受制于脾土，所以说肾以脾为主。

【原文】

是故多食咸，则脉凝泣而变色，多食苦，则皮槁而毛拔，多食辛，则筋急而爪枯，多食酸，则肉胝胎⁽¹⁾而唇揭⁽²⁾，多食甘，则骨痛而发落，此五味之所伤也。

【词解】

（1）胝胎：胝，音支，胎音绉，丹波元简云：胝胎者欲缩之义。

（2）揭：掀起叫揭。

【释义】

五藏合五行，本来是相生相克，不可偏废的，但是司之太过，又必有所伤，如心之所主惟肾，肾之味是主咸的，如果多食了咸味，则心为肾所伤，脉就以塞而不通，色就变为黧黑。肺之所主唯心，心之味是主苦的，如果苦味食多了，则肺为心伤，皮就枯槁而不津，毛就脱落而似拔。肝之所主惟肺，肺之味是主辛的，如果辛味食多了，则肝为肺伤，筋就紧急而不柔，爪就干枯而不润。脾之所主惟肝，肝之味是主酸的，如果酸味食多了，则脾为肝伤，肉就胝胎而憔悴，唇就掀起而枯薄。肾之所主惟脾，脾之味是主甘的，如果甘味食多了。则肾为脾伤，骨就疼痛而酸软，发就渐堕而脱落。这是五味所伤的表现。

按： 五行相生相制，不可偏废，如利之太过，那就相贼而有害了。例如水味太过而伤心，火味太过而伤肺，金味太过则伤肝，木味太过而伤脾，土味太过而伤肾，所以五味养五藏，藏有偏胜，所不胜的藏受伤，这是说明承制不可太过的道理。

第八节　五藏所藏

【原文】

[灵枢·本神] 肝藏血，血舍魂，肝气虚则恐，实则怒；脾藏营，营舍意，脾气虚，则四肢不用，五藏不安，实则腹胀，经溲不利；心藏脉，脉舍神，心气虚则悲，实则笑不休；肺藏气，气舍魂，肺气虚则鼻塞不利，少气，实则喘喝[1]，胸盈[2]仰息[3]；肾藏精，精舍志，肾气虚则厥，实则胀，五藏不安。必审五藏之病形，以知其病之虚实，谨而调之也。

【词解】

（1）喘喝：气促声粗。

（2）胸盈：胸中胀满。

（3）仰息：仰面喘息。

【释义】

人身的血藏于肝，人卧则血归于肝，而血则为魂之舍，血有余则怒，不足则恐；人的营气藏于脾，而营则为意之舍，脾气虚则四肢不用，五藏不安，因为脾主四肢，而脾又为五藏之原，实则腹胀经溲不利，因为脾之脉行于腹。而土邪有余，故小溲不利；心主脉，而脉则为神之舍，神有余则笑不休，神不足则悲；人的气藏于肺。则气为魂之舍，肺气虚则鼻塞不利，并且少气，实则气促声粗，胸必胀闷，仰面而息；人的精藏于肾，而精则为志之舍，虚则手足厥冷，实则关门不利而为胀。凡五藏有不安的，应当详细审察其病形虚实情感所属，谨慎调治，以求得其平。

按：病有虚实不同，治有补泻各异，此在临床上为重要的关键，一有差错，病必不愈。本节说明五藏虚实的症状，须谨慎调治，学者最当注意。

第九节　五藏化液

【原文】

［素问·宣明五气］五藏化液，心为汗，肺为涕，肝为泪，脾为涎，肾为唾，是谓五液。

【释义】

水谷入口，津液各走其道；五藏受五谷的精气，淖注于窍，化而为液；心主血，汗为血之余，故汗为心液；涕出于鼻，鼻为肺窍，故为肺液；泪出于目，目为肝窍，故为汗液；涎出于口，口为脾窍，故为脾液；唾生于舌下，足少阴肾脉，循喉咙，挟舌本，故唾为肾液。是为五藏之液。

按：液为阴精，周身百骸，都赖其濡润，关系人的生理很大，所以在治疗上应注意无伤津液。

第十节　五藏所恶

【原文】

［素问·宣明五气］五藏所恶，心恶热，肺恶寒，肝恶风，脾恶湿，肾恶燥，是谓五恶。

【释义】

五藏之性，各有所恶，如心本属火，火的性热，而受热则病，所以恶热；肺本属金而主皮毛，金寒则病，所以恶寒；肝属木，其性与风相应，而感风则伤筋，所以恶风；脾属土，土湿则伤肉，所以恶湿；肾属水，其性润，而得燥则精涸，所以恶燥。这是五藏所恶。

按：五藏各有气化，各有好恶，本节是说五藏的所恶，知其所恶，即知治之之法。

第十一节　气口为五藏主

【原文】

［素问·五藏别论］气口何以独为五藏主？曰：胃者水谷之海，六府之大源也。

【释义】

人有四海，胃居其一，谓之水谷之海，胃受水谷以后，营养四傍，以其当运化之源，故称为六府的大源。

【原文】

五味入口，藏于胃，以养五藏气，气口亦太阴也，是以五藏六府之气味，皆出于胃，变见于气口。

【释义】

凡五味入口，首先贮藏于胃部，靠足太阴脾气，转输于手太阴肺藏，从而滋养五藏之气，气口虽为手太阴，而实即足太阴之所归，所以说气口亦太阴也。

【原文】

故五气入鼻，藏于心肺。心肺有病，而鼻为之不利也。

【释义】

凡五藏六府的气味，都是来源于胃的，而变象反映于气口，故五藏有病无病，单独诊寸口的肺，可以知之，所以说气口为五藏之主，地之五味，是从口而入的，所以藏于胃，天之五气，是从鼻而入的，所以藏于心肺，故鼻窍有不通利的，都是心肺有病。

按：古人诊脉，原不止于手，凡头面手足的动脉，都要诊察，自《难经》主张取寸口，（寸口即气口亦谓脉口）后世皆宗之，是根源于气口为五藏主之说而来的。

第十二节　营　卫

【原文】

［灵枢·营卫生会］人受气于谷，谷入于胃，以传于肺，五藏六府，皆以受气。

【释义】

人之生由于气，而气之生由于谷，谷入于胃，而后能生精微之气，此气出自中焦，传化于脾，上归于肺，而肺又为之散布于五藏六府，五藏六府，都能受此精微之气，是人之所受气，亦唯谷而已，故谷不入，半日则气衰，一日则气少。

【原文】

其清者为营，浊者为卫。

【释义】

谷气出于胃，却有清浊的分别，清者为营，营是水谷的精气，浊者为卫，卫是水谷的悍气。

【原文】

营在脉中，卫在脉外。

【释义】

营属阴，阴性精专，随宗气周行于经隧之中，所以说营在脉中；卫属阳，阳性慓悍，不能入于经隧，故不随宗气而行，而自行于皮肤分肉之间，所以说卫在脉外。

【原文】

营周不休，五十而复大会，阴阳相贯，如环无端。

【释义】

营气之行，周流不休，昼外二十五度，夜行二十五度，始于手太阴肺经，终于足厥阴肝经，至五十度而又大会于肺经，阴经行尽，而阳经继之，阳经行尽，而阴经继之，阴阳相贯，真如环之无端。

【原文】

卫气行于阴二十五度，行于阳二十五度，分为昼夜，故气至阳而起，至阴而止。

【释义】

卫气之行，夜则行于阴分二十五度，昼则行阳分二十五度，周于身，自足太阳膀胱经而起，至足太阴脾经而止。

【原文】

故曰日中而阳陇⁽¹⁾为重⁽²⁾阳，夜半而阴陇为重阴。

【词解】

（1）陇：马元台注：《素问生气通天论》，有日中之阳隆，盖古以隆陇通用。

（2）重：俱平声。

【释义】

平旦为天之阳，到了日中，则为阳中之阳，是阳气最隆盛的时候，叫作重阳；夜为阴，到了夜半，则为阴中之阴，是阴气最隆盛的时候，叫作重阴。

【原文】

故太阴⁽¹⁾主内⁽²⁾，太阳⁽³⁾主外⁽⁴⁾，各行于二十五度，分为昼夜。

【词解】

（1）太阴：是手太阴。

（2）内：指营气说。

（3）太阳：是足太阳。

（4）外：指卫气说。

【释义】

营气随宗气以行于经隧之中，始于手太阴，而复会于手太阴，故太阴主内，卫气不随宗气而行，而自行于皮肤分肉之间，始于足太阳，而复会于足太阳，故太阳主外。营气周流十二经，昼夜各二十五度，卫气昼则行阳，夜则行阴亦各二十五度，营卫各五十度以分昼夜。

【原文】

夜半为阴陇，夜半后而为阴衰，平旦阴尽，而阳受气矣。

【释义】

夜半本为阴气隆盛的时候，宁无阳以继之，须知夜半后而为阴衰，到了平旦之时，阴气已尽，而阳又受气了。

【原文】

日中为阳陇，日西而阳衰，日入阳尽，而阴受气矣。

【释义】

日中本为阳气隆盛的时候，宁无阴以继之，须知日已西而为阳衰，到了日入阳尽，而阴又受气了。

【原文】

夜半而大会，万民皆卧，命曰合阴，平旦阴尽，而阳受气，如是无已，与天地同纪。

【释义】

夜半子时，阴气已积，阳气将生，阴阳大会，万民正于此时而皆卧，命曰合阴，然到了平旦的时候，则阴气已尽，阳复受气，民皆张目而起，营卫之行，如是无已，具与天地同其运行之纪。

按：本节是说明营气卫气的生成与会合的意义。营卫之生，由于谷气，谷气之清者为营，浊者为卫，营行于脉中，卫行于脉外，两者在人体内周流不息，各行五十度而大会一次，阴阳相贯，如环会端，所以人皆神机活泼，发挥其作用，假使谷不入则营卫不生，生机就要断绝了，由此而知胃气在人身的重要性。

第十三节　三　焦

【原文】

［灵枢·营卫生会］营出于中焦，卫出于下焦。

【释义】

人受谷气，清者为营，浊者为卫，营血虽生于心，而取汁则在中焦，所以说营气出于中焦，卫气虽统于肺，周于太阳皮毛之间，而其气的化源，则在脐下丹田气海之中，所以说卫气出于下焦。

【原文】

上焦出于胃上口[(1)]，并咽以上，贯膈而布胸中，走腋，循太阴之分而行，还至阳明，上至舌，下足阳明，常与营俱行于阳二十五度，行于阴亦二十五度，一周也，故五十度而复大会于手太阴矣。

【词解】

（1）胃上口：是胃的上脘。

【释义】

上焦出于胃口上脘，并咽，以上贯膈，而布于胸中，其旁行者，走两腋，出天地之次，循手太阴肺经之分，而还于手阳明，其上行者至舌，其下行者交于足阳明，这都是上焦的部分，上焦是肺之所居，宗气所聚的地方，营气随宗气行于十二经脉之中，所以上焦之气，常与营气俱行于阳二十五度阴亦二十五度，到了次日寅时，又会于太阴肺经，叫作一周。

【原文】

中焦亦并胃中[(1)]，出上焦之后，此所受气者，泌糟粕，蒸津液，化其精微，上注于肺脉，乃化而为血，以奉生身，莫贵于此，故独得行于经隧[(2)]，命曰营气，营卫者，精气也，血者，神气也，故血之与气，异名同类焉。故夺血者无汗，夺汗者无血，故人生有两死而无两生。

【词解】

（1）胃中：是胃的中脘。

（2）经隧：即脉管，隧是隧道，脉管象隧道，所以叫作经隧。

【释义】

中焦亦并胃的中脘，出上焦的后面它所受的谷气，主泌别糟粕，蒸腾津液，化精微而上注于肺脉，供给心神，化赤为血，以奉生身，而行于血管之中，命之曰营气，这都是中焦的部分，营卫是水谷的精华之气所化，所以叫作精气，血是中焦的精汁，供给心神所化的，所以叫作神气，血化于液，液化于气，可见血与气本为同类，血与汗也非两种，不过血主营为阴为里，汗属卫为阳为表，一表一里是不可并攻的，所以凡脱血的人，莫再发其汗，发汗的人，莫再去其血，倘若两有所伤，那就有两死而无两生了。

【原文】

下焦者，别回肠⁽¹⁾，注于膀胱而渗入焉。故水谷者常并居于胃中，成糟粕而俱下于大肠，而成下焦，渗而俱下，济泌⁽²⁾别汁⁽³⁾，循下焦而渗入膀胱焉。

【词解】

（1）回肠：即大肠，有几回，因以为名。

（2）济泌：据张景岳说："济"，犹醨滤也。"泌"如狭流也。

（3）别汁：分别清浊。

【释义】

下焦的功用，是一则别行大肠，一则渗入膀胱，所以水谷并居于胃中，传化于小肠，当脐上一寸水分穴处，糟粕由此别行大肠，从后而出；津液由此别渗膀胱，从前而出，凡自水分穴而下，都是下焦的部分。

按：上焦的宗气与营气同行，流散于血管，像天之雾露一样，所以有"上焦如雾"之说，中焦化血为营，随气流行，以奉生身，像沤处浮沉之间一样，所以有"中焦如沤"之说。下焦分别清浊，出而不纳，像水之去而不返一样，所以有"下焦如渎"之说。故汪切菴谓三焦在上中下三空处。

第十四节　诸脉髓筋血气所属

【原文】

［素问·五藏生成］诸脉者，皆属于目，诸髓者，皆属于脑，诸筋者，皆属于节⁽¹⁾，诸血者，皆属于心，诸气者，皆属于肺。此四支⁽²⁾八谿⁽³⁾之朝夕也。

【词解】

（1）节：就是关节。

（2）四支：谓两手两足。

（3）八谿：谓两臂的肘与腋，两足的胯与腘，共计八处，故称八谿。

【释义】

诸脉谓周身血气循行的脉道，五藏精华，上注于目，所以人身的诸脉，都属于目。诸髓，谓周身骨内以聚的骨髓，脑为髓海，所以诸髓都属于脑。诸筋，谓周身气血贯通的筋膜，筋连于节，能屈能伸，所以诸筋都属于节。诸血，谓周身经络内外的血，中焦之汁，奉心化赤，所以诸血都属于心。诸气，谓周身营卫外内的气，肺为藏长，受朝百脉，所以诸气都属于肺，凡人身所有的脉、髓、筋、血、气都出入于四支八谿之间，而朝夕运行不休的。

【原文】

故人卧血归于肝，肝受血而能视，足受血而能步，掌受血而能握，指受血而能摄⁽¹⁾。卧出而风吹之，血凝于肤者为痹，凝于脉者为泣，凝于足者为厥，此三者血行而不得反其空⁽²⁾，故为痹厥也。

【词解】

（1）摄：以手取物称为摄。

（2）空：孔同，谓血行之道。

【释义】

所以人寤则动，动则血随气行阳分，而运于诸经，人卧则静，静则血随气行阴分，而归于肝，因为肝为藏血之藏的缘故，肝开窍于目，所以肝得到血液，才能视物，足得到血液，才能行走，手掌得到血液，才能把握，手指得到血液，才能摄持物品，如果睡眠之后，刚刚起床而被风所吹，血液凝濇在肤表，就要发生麻木不仁的痹症。凝濇于经脉，就会使血液运行迟滞，凝濇在足部，就会发生下肢厥冷，这三种疾患，都是由于血液不能正常的在脉空内畅流的缘故，所以发为痹厥之病。

按： 本节说明脉、髓、筋、血、气五者所属，都出入于四支八谿，朝夕运行不休，所以能发挥各种作用，假使邪气客之，卫气滞留，必发生痹厥的疾患。

第十五节　藏府精气上注于目

【原文】

［灵枢·大惑论］五藏六府之精气，皆上注于目而为之精（与睛同），精之窠[(1)]为眼，骨之精为瞳子，筋之精为黑眼。血之精为络，其窠气之精为白眼，肌肉之精为约束[(2)]，裹撷[(3)]筋骨血气之精，而与脉并为系，上属于脑，后出于项中。

【词解】

（1）窠：音科，作窝穴解。

（2）约束：即眼胞。

（3）裹撷：裹是包罗，撷音洁，是采取。

【释义】

五藏六府的精气，都上注于目而为睛，睛的窠为眼，肾主骨，骨的精气为瞳子。肝主筋，筋的精气为黑眼，心主血，血的精气为络，肺主气，窠气的精为白眼。脾主肉，肉的精气为约束，所以裹撷筋骨血气的精华，而与血脉相并的，则为目系，上属于脑，后出于项中。

【原文】

故邪中于项，因逢其身之虚，其入深，其随眼系以入于脑，入于脑则脑转，脑转则引目系急。目系急则目眩以转矣。邪（与斜同）其精

（与睛同），其精所中，不相比也，则精散，精散则视歧，视歧见两物。

【释义】

邪中于项，乘其虚则随眼系以入于脑，入于脑则脑转，脑转则牵引目系而急，目系急则目遂眩以转，其睛自斜，不相比并，则精散，精气自散，所以视物歧一为二而为眩惑。

按：本节说明眼的构成，是由于五藏的精气。上属于脑，后出于项中，在临床上见有视歧见两物的症象，是由于邪气乘虚入脑，牵引目系，精气耗散所致。

第十六节　精气津液血脉

【原文】

［灵枢·决气］两神[1]相搏[2]合而成形，常先身生，是谓精。

【词解】

（1）两神：指阴阳而言。

（2）搏：作交字解。

【释义】

人有精、气、津、液、血、脉、生而后天而本于先天，本于先天，总属一气，成于后天，辨为六名，凡阴阳相交，结成一个有生命的形体，无不先从精始，所以说常先身而生的叫作精。

【原文】

上焦开发，宣[1]五谷味，熏肤充身泽毛，若雾露之溉，是谓气。

【词解】

（1）宣：作散布解。

【释义】

上焦主开发，把饮食物的精气散布到全身，营卫篇说："人受气于谷，谷入于胃，以传于肺，五藏六府皆以受气。惟其受气，故能使皮肤温润，身体强壮，毛发光泽，像雾露灌溉草木一样，这叫作气。

【原文】

腠理发泄，汗出溱溱⁽¹⁾，是谓津。

【词解】

（1）溱溱：读如争争，是微汗相续的样子。

【释义】

皮里膜外为腠理，汗孔开放，微汗续出，以滋润泽，这叫作津。

【原文】

谷入气满，淖泽⁽¹⁾注于骨，骨属屈伸泄泽⁽²⁾，补益脑髓，皮肤润泽，是为液。

【词解】

（1）淖泽：淖读如闹，濡润的意思。

（2）泄泽：作渗润解。

【释义】

谷入气充，便能化液，渗润到骨骼，能使骨骼屈伸灵活，渗润到脑髓，能使脑髓得到滋养，散布到皮肤，能使皮肤柔润光泽，这叫作液。

【原文】

中焦受气取汁，变化而赤，是为血。

【释义】

中焦并胃中，出于上焦的后面，受纳谷气，化为汁液，此汁上行入心，变为赤色，这叫作血。

【原文】

壅遏⁽¹⁾营气，令无所避，是谓脉。

【词解】

（1）壅遏：据汪训菴云：约束也。

【释义】

约束营气，使它不得回避，而必由中行，这叫作脉。

【原文】

精脱者耳聋，气脱者目不明。津脱者腠理开，汗大泄，液脱者骨属屈伸不利，色夭，脑髓消，胫酸，耳数鸣。血脱者，色白，夭然不泽，其脉空虚。此其候也。

【释义】

精、气、津、液、血、脉，是维持人体健康的重要成分，肾藏精开窍于耳，如果精脱了，耳朵便要成聋，藏府的阳气都上注于目，如果阳气脱了则目便不能见物，津脱了腠理必开，汗必大泄，因为汗属阳，汗多亡阳，故津脱，液脱了则骨髓无以充，所以屈伸不能自如，而脑消胫酸，皮肤无以滋润，所以色枯而夭，液脱则阴虚，所以耳内响鸣。血脱了则色白，因为血之荣在色，所以血脱则色白如盐，枯涩无神，脉管中也空虚无物，这些就是六脱的表现。

按： 本节说明精、气、津、液、血、脉对于人体所起的作用，和六者有损耗，所引起一系列的症状，病因既明，在临床上遇到虚弱症的患者，如果有这些表现应做适当的处理。

第十七节　食饮功用

【原文】

［素问·经脉别论］食气入胃，散精于肝，淫⁽¹⁾气于筋。食气入胃，浊气⁽²⁾归心，淫精于脉。脉气流经，经气归于肺，肺朝百脉，输精于皮毛，毛脉合精，行气于府，府精神明，留于四藏，气归于权衡⁽³⁾权衡以平，气口成寸，以决死生。

【词解】

（1）淫：浸淫滋养的意思。

（2）浊气：是指食物精华浓厚的部分。

（3）权衡：是称物而知轻重的工具，此处作得其平解。

【释义】

胃为五藏的根本，六府的大源，食物入胃，经过消化以后，一方面，散布食气的精华于肝藏，肝主筋，因而筋也得到浸淫滋养，另一方面，又将食物精华浓厚的部分，注入于心藏，心气通于脉，因而脉也得到浸淫滋养，脉气流行于经络，通过全身，必回到肺部，肺受百脉之朝，又将营养物输送到全身各部，乃至于皮毛，肺主毛，心主脉，肺藏气，心主血，气血相合，行其精气于府。王冰云："府，谓气之所聚也，是为气海，在两乳中间，名曰膻中"。膻中为府，其精气的神妙变化，留（李念藏云：当作流）于心肝脾肾四藏。使四藏都得到营养，而归于平衡四藏之气，既得其平衡必朝宗于气口，气口即手太阴肺经的太渊穴，其部位在手掌后相去一寸，所以说"气口成寸"从寸口诊察脉象，就可以判断疾病的死生。

【原文】

饮入于胃，游溢[(1)]精气，上输于脾，脾气散精，上归于肺，通调水道，下输膀胱，水精四布五经并行，合于四时五藏阴阳，揆度以为常也。

【词解】

（1）游溢：是流动充沛的意思。

【释义】

水饮入胃以后，其气化精微，流动充沛，上输于脾藏，再由脾藏散布，上归于肺藏，由于肺的调节作用，使水道通畅，下输入于膀胱，因为水饮的上升下降，则水谷的精气，就可四散分布，五藏的经脉，都得到调养，并行不悖，这些都是符合于四时阴阳升降的道理，并且可以度量五藏正常的现象。

按：人身营卫气血，都靠水谷资生，但水谷入胃，所化生的精气，又各有其输达灌溉的道路，如本节所说：食气入胃，其精气散于肝，归于心，会于肺，水饮入胃，其气化的精微，输于脾，归于肺，下行于膀胱，目的在示人先明经脉正常现象，然后才可以了解经脉失常的现象。

第十八节　男女生理发育过程

【原文】

［素问·上古天真论］女子七岁，肾气盛，齿更发长。二七，而天

癸⁽¹⁾至，任脉⁽²⁾通，太冲脉⁽³⁾盛，月事以时下，故有子。三七，肾气平均⁽⁴⁾，故真牙⁽⁵⁾生而长极。四七，筋骨坚，发长极，身体盛壮。

【词解】

（1）天癸：薛雪说："天癸满，非精非血，乃天一之真，故男子亦称天癸。非若今之人，生以月事为天癸也"。

（2）任脉：是奇经八脉之一。

（3）太冲脉：即冲脉，也是奇经八脉之一，因为冲脉与肾脉合而盛大，所以叫作太冲。

（4）平均：张景岳说："平均"充满之谓。

（5）真牙：高士宗说：牙之最后生者名真牙。

【释义】

人之初生，先从肾始，女子年满七岁时，肾中的精气渐渐旺盛了，肾主骨，齿为骨之余，所以乳齿开始更换永久齿。肾，其华在发，所以头发也比以前长得长些。到了二七一十四岁时，天一之真就至于胞中，《灵枢五音五味篇》："冲脉任脉皆起于胞中"，所以任脉到此时自然通畅，太冲脉到此时也自然旺盛，月经到此时也因而按月应时而下行，故称受精而有子。到了三七二十一岁时，肾中的精气，越加旺盛了，所以真牙相应而生，其成长也达到极点。到了四七二十八岁时，筋骨更加坚强，头发也长得达到极点，就成为一个强盛的壮年女子了。

【原文】

五七，阳明脉⁽¹⁾衰，面始焦，发始堕。六七，三阳脉衰⁽²⁾于上，面皆焦，发始白。七七，任脉虚，太冲脉衰少。天癸竭，地道⁽³⁾不通，故形坏而无子也。

【词解】

（1）阳明脉：就是十二经中的手足阳明两条经脉。

（2）三阳脉：就是十二经中的手足太阳，手足阳明，手足少阳六条经脉。

（3）地道：是月经通行的道路。

【释义】

唯到了五七三十五岁的阶段，阳明脉就开始衰退了，因女为阴体，不足于阳，故其衰也，从阳明始，阳明之脉荣于面，循发际，今阳明之脉既衰，所以面容也开始憔悴，头发也开始脱落。到了六七四十二岁时，集于头部的三阳经脉，都开始从上部衰退，所以面容的全部都显得憔悴，头发不但脱落，且从而变白了。到了七七四十九岁时，任脉虚损，太冲脉亦衰少，天癸也就枯竭，地道因而不通，所以月事停止，此时完全呈现一种衰老现象，再也没有生殖能力了。

【原文】

丈夫八岁，肾气实，发长齿更。二八，肾气盛，天癸至，精气溢写[1]，阴阳和，故能有子。三八，肾气平均，筋骨劲强，故真牙生而长极。四八，筋骨隆盛，肌肉满壮。

【词解】

（1）溢写：写，与泻通，溢泻，是精气满溢而外泻。

【释义】

丈夫，是古时对男子的称谓，男子年满八岁的时候，肾生的精气开始充实，肾合骨，其荣发，所以发长齿更。到了二八一十六岁的时候，肾藏的精气更旺盛了，天癸亦主于精室，所以精气满溢而外写，如阴阳和合，便能排精生育了。到了三八二十四岁的时候，肾气充满，筋骨强健，所以真牙生而长极。到了四八三十二岁的时候，筋骨更加隆盛了，筋骨隆盛于内，则肌肉满壮于外。

【原文】

五八肾气衰，发堕齿槁，六八阳气衰竭于上，面焦，发鬓颁白[1]。七八，肝气衰，筋不能动，天癸竭，精少，肾藏衰，形体皆极。八八则齿发去，肾者主水，受五藏六府之精而藏之，故五藏盛乃能写，今五藏皆衰，身体重，行步不正而无子耳。

【词解】

（1）颁白：颁，与斑同，颁白，是发鬓黑白相染。

【释义】

惟到了五八四十岁的时候，肾藏的精气，就开始衰退了，因为男为阳体，不足于阴，故其衰也，先从肾始，肾衰，则头发开始脱落，牙齿也开始枯槁了。到了六八四十八岁的时候，上部三阳经脉之气，都开始衰退，不仅面容憔悴，而且头发须鬓，也现花白了。到了七八五十六岁的时候，肝经气衰，血不荣筋，所以筋不能活动，天癸渐竭，精气渐少，精少则肾藏衰，肾藏既衰，不但无形之气衰，而有形之形体也衰了，到了八八六十四岁的时候，更是齿摇发脱，衰颓不堪了。肾为主水的器官，是接受五藏六府的精液而贮藏起来的，六府之精归于五藏，五藏之精又归于肾，所以五藏的精液旺盛，肾藏才有精排出，今五藏皆衰，那有精液供给肾藏，所以筋骨懈惰，而天癸也尽了，发鬓也白了，身体沉重，行步不正等现象都衰现于外，当然不会再有生育能力了。

按： 此节为了说明年老不能生育之故，列举人体由发育而盛长，而壮实，而衰退，四个生理过程，和在各个过程中人体内外所起的变化，这一系列的变化，都是由于肾气的盛衰所引起的，但是肾气的来源，是有赖于其他各藏精液的供给，如果五藏皆衰，无精液以供给肾藏，自然不会生育。由此可见，藏府之间，有着统一而不可分割的关系。

第四章　经　络

经络是人体血气运行，经过联络的通路。每一经脉都有它一定的起讫点；因为每一经所经过的路线不同，各有支络联系着不同的藏器。故薛生白说："藏府者，经络之本根，经络者，藏府之枝叶"。所以某一经脉的气血失调，必影响到它有关的部分，内脏发生了病变，又必反应于有关的经脉，这对于诊断治疗方面，关系非常重要。可见经络学说，不仅针灸家所当研究，而是任何临床科目必须研究的。

第一节　肺手太阴经

"灵枢经脉篇"肺手太阴[(1)]之脉，起于中焦[(2)]，下络[(3)]，大肠，还[(4)]循[(5)]胃口[(6)]上隔[(7)]，属[(8)]肺。从肺系[(9)]横出腋[(10)]下，下循臑[(11)]内，行少阴[(12)]心主[(13)]之前，下肘[(14)]中，循臂[(15)]内，上骨[(16)]，下廉[(17)]，入寸口[(18)]，上鱼[(19)]循鱼际[(20)]。出大指之端[(21)]其支[(22)]者，从腕[(23)]后直出次指内廉[(24)]出其端。

【词解】

（1）手太阴：肺经脉的代名词。

（2）中焦：指胃的中脘而言。

（3）络：联络，以此通彼之谓。

（4）还：去而复回叫作还。

（5）循：作回绕解。

（6）胃口：指胃的上下口。

（7）隔：指横膈膜，它的作用是遮隔涸气，不使上蒸心肺。

（8）属：与本藏相连的叫作属。

（9）肺系：喉头气管。

（10）腋：膊下胁上叫作腋。

（11）臑：音儒，又音柔，膊的内侧，上至腋，下至肘，嫩软白肉，叫作臑。

（12）少阴：指心经。

（13）心主：指手厥阴经。

（14）肘：膊与臂相交处叫作肘。

（15）臂：肘下叫作臂。

（16）骨：指掌后高骨。

（17）下廉：廉是侧边之意。下廉，是骨的下侧。

（18）寸口：关前动脉，即太渊穴处。

（19）鱼：手腕之上，大指之下，肥肉隆起处，叫作鱼。

（20）鱼际：穴名，在寸口之上，鱼之下。

（21）端：指指尖而言。

（22）支：经络干线上分出的，叫作支。

（23）腕：是手腕即臂骨尽处。

（24）内廉：是内侧的意义。

【释义】

肺的经脉叫作手太阴经，起于胃的中脘，肺与大肠相表里，所以向下联络于大肠，自大肠而上，复绕胃口，上膈膜而属于肺，肺脉沿着喉咙，横走腋下，下行沿着膊的内侧，走在手少阴经和手厥阴经的前面，直下至肘内，再下沿臂内至掌后高骨的下侧，即寸口动脉处，通过寸口至鱼际穴，沿鱼际出拇指的指头而止。它的支脉，从手腕后直走食指的尖端内侧商阳穴，与手阳明经相接。

【原文】

是动，则病（1）肺胀满，膨膨（2）而喘欬，缺盆（3）中痛，甚则交两手而瞀（4）此为臂厥。是主肺所生病者（5），欬、上气、喘渴，烦心，胸满，臑臂内前廉痛厥，掌中热，气盛有余，则肩背痛风寒，汗出中风，小便数而久。气虚则肩背痛，寒，少气不足以急，溺色变。

【词解】

（1）是动，则病……：是说经络发生了变动。则有种种相应的病候，随之而发生。

（2）膨膨：是上中部不通畅的意思。

（3）缺盆：是肩下横骨陷中阳明胃穴。

（4）瞀：茂、莫、务三音亦有作麻木解。

（5）是主肺所生病者：由言肺脏所生的病候。

【释义】

肺藏与手太阴经相关联，手太阴经发生了变动，必影响于肺藏，肺病则气不调，故病胀满，上中部觉得不大通畅，正以肺脉起于中焦，循

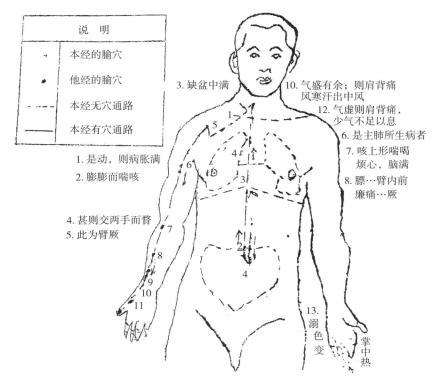

图1　手太阴肺经循行与病候关系示意图

1. 超于中焦，下络大脑；2. 还循胃口；3. 上膈；4. 属肺；5. 从肺系，横出腋下；6. 下循臑内，行少阴心主之前；7. 下肘中；8. 循臂内上骨下廉；9. 入寸口；10. 上鱼；11. 循鱼际；12. 出大指之端；13. 其又者从腕后直出次指内廉出其端。

胃而上肺的缘故。气喘与咳嗽，也由肺的经脉变动所致，所以说胀满膨膨而喘欬。缺盆虽为十二经的道路，而肺为尤近，所以肺病则缺盆中因之而痛。痛甚则入缺盆而及于两手，因肺的经脉循腋而下行肘臂，咽痛和麻木而两手不能屈伸，这叫作臂厥，凡是由肺藏所发生的病候。欬而气逆，喘喝不行，声粗思急，甚则口干而渴（渴字有谓喝字之误），心与肺同居膈上，肺病则心胸受其影响，所以心烦而胸满。臑臂亦肺脉所行之处，所以臑臂前侧作痛，而至于不能动，太阴之别，直入掌中，故掌中发热。肺之筋结于肩，肩后连背，若气盛有余，结而不解，则肩背痛。风寒伤表，汗出中风，肺主皮毛，风由汗出而入中，则母病累子，故小便频数而短少，若气虚则肩背亦痛，因肩背处上焦为阳分，气虚则阳病，故不免于痛，并有畏寒，怯然少气，呼吸困难，溺色不正常的现象。

第二节　大肠手阳胆经

【原文】

大肠手阳明[1]之脉，起于大指次指之端[2]循指上廉[3]，出合谷[4]两骨之间，上入两筋之中[5]，循臂上廉，入肘外廉，上臑外前廉，上肩，出髃骨[6]之前廉，上出于柱骨之会上[7]，下入缺盆，络肺，下膈，属大肠，其支者，从缺盆上颈，贯颊[8]，入下齿中。还出挟[9]口，交[10]人中[11]，左之右，右之左，上挟鼻孔。

【词解】

（1）手阳明：大肠经脉的代名词。

（2）大指次指之端：即食指之尖，穴名高阳。

（3）上廉：即上侧。

（4）合谷：穴名，在手大指次指歧骨间陷中。

（5）两筋之中：腕中上侧两筋陷中，即阳谿穴。

（6）髃骨：髃音鱼，是肩胛骨与锁骨关节部的肩峰。

（7）柱骨之会上：柱骨，是天柱骨，在背之上颈之根。六阳皆会于督脉之椎，是为会上。

（8）颊：耳下曲处为颊。

（9）挟：经络并于某组织的两边曰挟。

（10）交：经络彼此交叉而过，曰交。

（11）人中：即督脉之水沟穴，在口唇上，鼻柱下。

【释义】

大肠的经脉叫作手阳明经，起于食指尖端内侧的商阳穴，沿着食指上侧，通过拇指食指歧骨间的合谷穴，上走腕中两筋凹陷处的阳谿穴，沿臂上行至肘外侧；再沿臑外前面上肩，走髃骨的前侧，再上颈背相接处的天柱骨，与诸阳经会于督脉的大椎上。又向下入缺盆，联络肺藏，下横膈膜，而属于大肠，与肺相为表里。它的支脉，从缺盆上走颈部，通过颊部，入下齿中，回击挟口唇，左右两脉，交会于人中，自此左脉走右，右脉走左，上挟鼻孔两旁的迎香穴，与足阳明经相接。

【原文】

是动，则病齿痛，颈肿。是主津液所生病者⁽¹⁾，目黄，口干，鼽⁽²⁾，衄⁽³⁾，喉痹⁽⁴⁾，肩前臑痛，大指次指痛不用。气有余，则当脉所过者热肿⁽⁵⁾，虚则寒慄不复。

【词解】

（1）是主津液所生病者：此指内经大肠主传导水谷，变化精微，为津液产生之所，故曰是主津液所生之病。

（2）鼽：音求，是鼻流涕。

（3）衄：音扭，是鼻出血。

（4）喉痹：是喉间闭塞而痛。

（5）当脉所过者热肿：是言经脉所过之处发生热肿。

【释义】

大肠与手阳明经相关联，手阳明经发生了变动，则病齿痛颈肿，为什么呢？因为阳明支脉，从缺盆上颈，穿颊入下齿中，故其病如此。大肠主传导水谷，变化精微，为精液产生之所，故曰主津液所生之病者，津液竭则火热盛，目黄是湿热薰蒸。口干是液津不足。鼻流涕或鼻出血，是风热郁于中。喉间闭塞，发生肿痛，亦燥气太过。至于肩前臑痛，和大指次指疼痛，不能运用，都是由于本经经脉受病，故所过之处，受其影响。气有余的则为阳症，阳病则阳明脉所过之处，发热而肿，虚的则为阴症，阴病则怕冷战惊，不能恢复正常的体温。

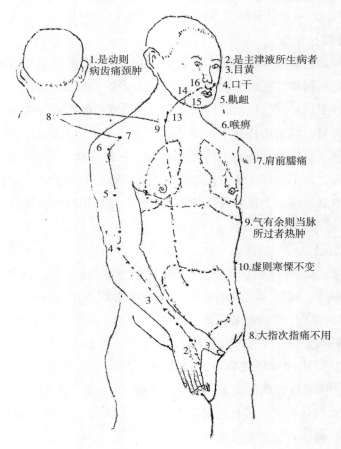

1.是动则病齿痛颈肿
2.是主津液所生病者
3.目黄
4.口干
5.衄
6.喉痹
7.肩前臑痛
9.气有余则当脉所过者热肿
10.虚则寒慄不变
8.大指次指痛不用

图 2　手阳明大肠经脉循行与病候关系示意图

1. 起于大指次指之端；2. 循指上廉出合谷两骨之间，上入两筋之中；3. 循臂上廉；4. 入肘外廉；5. 上臑外前廉；6. 上肩；7. 出髃骨之前廉；8. 上出于柱骨之会上；9. 下入缺盆；10. 络肺；11. 下膈；12. 属大肠；13. 其支者从缺盆上颈；14. 贯颊；15. 入下齿中；16. 还出挟口，交人中，左之右，右之左，上挟鼻孔；17.

第三节　胃足阳明经

【原文】

胃足阳明[1]之脉，起于鼻之交頞[2]中，旁纳太阳之脉，下循鼻外，入上齿中，还出挟口环[3]唇，下交承浆[4]。欲循颐[5]后下廉，出大迎[6]，循挟车[7]，上耳前，过客主人[8]，循发际，至额颅[9]，其支者，从大迎前下人迎[10]，循喉咙，入缺盆，下膈，属胃、络脾。其直者，从缺盆下乳内廉下挟脐，入气街[11]中。其支者，起于胃口，下循腹里，下至气街中而合。以下髀关[12]，祗伏兔[13]，下膝膑[14]中，下循胫[15]外廉，下足跗[16]，入中指内间，其支者，下廉三寸[17]而别，下入中指外间。其支者，别跗上，入大指间出其端。

【词解】

（1）足阳明：胃经脉的代名词。

（2）頞：音遏，即鼻茎，亦由山根，俗呼为眉心者是。

（3）环：经络回绕其组织的周围，叫作环。

（4）承浆：穴名，在唇下颏上陷中。

（5）颐：腮下为颔，颔下为颐。

（6）大迎：穴名，在腮下颔中两颐旁。

（7）颊车：耳下的牙床骨，动脉翕张。

（8）客主人：在耳前，足少阳经穴。

（9）额颅：在耳前，足少阳经穴。

（10）人迎：一名五会，是结候旁一寸五分动脉，可以候五藏气。

（11）气街：即气冲，在毛际两旁鼠鼷上一寸。

（12）髀关：在膝上伏兔后交文中。

（13）伏兔：髀前膝上起肉处为伏兔。

（14）膑：膝盖曰膑。

（15）胫：骺骨曰胫。

（16）跗：足面曰跗。

（17）下廉三寸：据薛生白云：廉，上廉也，下廉三寸，即丰隆穴。

【释义】

胃的经脉叫作手阳明经，起于鼻，左右相交于鼻梁，足太阳起于目内眦睛明穴，与颡相近，故曰旁纳太阳之脉，下循鼻孔外，由是入上齿中，回出环绕口唇，下交唇下颔上的承浆穴。却步而行于颐后下侧，出大迎穴，沿耳下颊车，上耳前，过足少阳经客主人穴，沿发际至额颅。会于督脉之神庚它的支脉自大迎穴前，下走人迎穴，沿喉咙入缺盆，与手阳明同途导辙而下膈，属于足阳明胃，而络于脾，与脾为表里，其直下而外行的，从缺盆下走乳的内侧，再下挟脐入毛际两旁的气街穴。另一支脉，起于胃的下口，下走腹中至气街，与本经直行的组合，由此又下行至膝上的髀关穴和伏兔穴，再下至膝盖，沿足胫外侧至足面，入足中指内间而出厉兑，又一支脉，从下廉三寸的丰隆穴，别走中趾外间。又有一支脉，从足面走入足大趾尖端，与足阳明经相接。

【原文】

是动，则病洒洒振寒(1)，善呻(2)，数欠(3)，颜黑，病至则恶人与火，闻木音则惕然而惊，心欲动，独闭户塞牖而处。甚则欲上高而歌，弃衣而走。贲响(4)腹胀，是为骭厥(5)是主血所生病者(6)，狂疟，温淫(7)汗出，鼽衄，口㖞(8)唇胗(9)，颈肿喉痹，大腹水肿，膝膑肿痛循膺(10)乳，气街股(11)伏兔骭外廉足跗上皆痛，中指不用，气盛则身以前皆热，其有余于胃，则消谷善饥，溺色黄。气不足则身以前皆寒慄，胃中寒则胀满。

【词解】

（1）洒洒振寒：是全身感觉寒冷飒飒之状。

（2）善呻：是哼不绝口。

（3）数欠：是呵欠不止。

（4）贲响：谓腹如雷鸣。

（5）骭厥：骭是足胫，阳明之脉，自膝下胫，胫骭厥逆叫作骭厥。

（6）是主血所生病者：因营出于中焦，营指血，中焦为胃之部分，又谷入于胃，脉道以通，血气厉行，所以胃为生血之所，故曰是主血所生病者。

（7）温淫：为发高热的温病。

（8）口喝：是口歪。

（9）唇胗：胗，疹同。即唇疮。

（10）膺：是胸骨两侧的部分。

（11）股：是大腿。

【释义】

胃与足阳明经相关联，阳明经脉发生了变动，则病洒洒振寒，《脉解》说："阳明者干也，阳盛而阴气加之，故洒洒振寒也"。善呻数欠，是阳气郁抑，欲呻以出之，而又呵欠不止，颜黑为水来侮土，其象为凶，阳明热甚，故恶人与火。土畏木克，故闻木音则惕然而惊，胃络上通于心，故心欲动。火动则恶光明，故欲独闭户牖而处，阳盛则四支实，故登高而歌，内外皆热，故弃衣而走。阳明之脉循腹里，水火相激，故贲响腹胀。这都是阳明之气，厥逆于经，而为此诸病，阳明之脉，自膝膑下胫胁外廉，而为胫骭厥逆，此叫作骭厥。营出于中焦，营指血，中焦为胃之部分，又谷入于胃，脉道以通，血气乃行，所以胃为生血之所，故曰是主血所生病者，热胜则狂。风胜则疟。温气淫泆则汗出，经气热，则鼻流涕或出血。口唇属脾，脾与胃为表里，热淫风生，则口歪唇疮。颈肿喉痹，亦阳明热盛所致。土衰不能制水，故大腹水肿。他如膝痛膺股骭胕皆痛，亦是阳明经脉之所过，阳阴气盛于外，则身以前皆热，身以前属阳，故阳明脉，病在身以前，即指上腹膝膺乳等症而言。盛于内则有余于胃，而消谷善饥，是为中消。小溲之色，变而为黄，如气不足，则生以前皆寒慄，胃中有寒，则与胃中实热有余，成一反比例，彼则为消症，而此则为胀满。

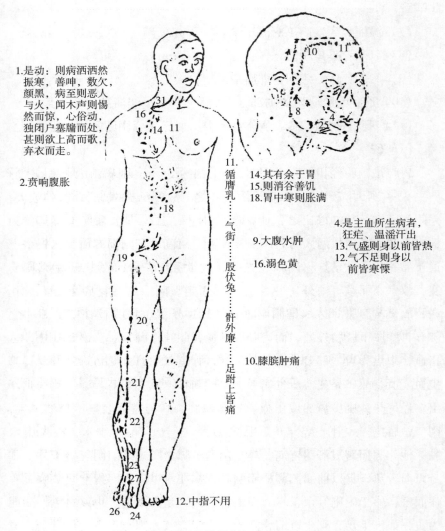

1.是动：则病洒洒然振寒，善呻，数欠，颜黑，病至则恶人与火，闻木声则惕然而惊，心欲动，独闭户塞牖而处，甚则欲上高而歌，弃衣而走。

2.贲响腹胀

11.循膺乳……气街……股伏兔……骭外廉……足跗上皆痛

14.其有余于胃
15.则消谷善饥
18.胃中寒则胀满

9.大腹水肿

16.溺色黄

4.是主血所生病者，狂疟、温淫汗出
13.气盛则身以前皆热
12.气不足则身以前皆寒慄

10.膝膑肿痛

12.中指不用

图3　足阳明胃经脉循行与病候关系示意图

1. 起于鼻之交頞中；2. 旁纳太阳之脉；3. 下循鼻外；4. 入上齿中；5. 还出挟口环唇；6. 下交承浆；7. 却循颐后下廉出大迎；8. 循颊车；9. 上耳前过客主人；10. 循发际；11. 至额颅；12. 其支者从大迎前，下人迎，循喉咙；13. 入缺盆；14. 下膈；15. 属胃络脾；16. 其直者从缺盆下乳内廉；17. 下挟脐入气街中；18. 其支者起于胃口，下循腹里，下至气街中而合；19. 以下髀关；20. 抵伏兔；21. 下膝膑中；22. 下循胫外廉；23. 下足跗；24. 入中指（按：指应作趾下同）内间（按：应作次指外间）；25. 其支者下膝三寸而别；26. 下入中指外间；27. 其支者别跗上，入大指间出其端。

第四节　脾足太阴经

【原文】

脾足太阴之脉，起于大指之端，循指内侧白肉际⁽¹⁾，过核骨⁽²⁾后，上内踝⁽³⁾前廉。上踹⁽⁴⁾内循胫骨后，交出厥阴之前，上膝股内前廉入腹，属脾，络胃。上膈，挟咽，连舌本，散舌下。其支者，复从胃别上膈注心中。

【词解】

（1）白肉际：手足的掌与指，皆分赤白肉际，在背面有毫毛部分，曰赤肉；掌面不生毫毛部分，曰白肉；赤肉白肉交界之所，曰赤白肉际，亦称白肉际。

（2）核骨：是足大指本节后内侧的圆骨。

（3）踝：胫两旁内外曰踝。

（4）踹：音传，即足肚。

【释义】

脾的经脉叫作足太阴经，起于足大趾尖端，沿足大趾内侧白肉际，过圆骨后，达于内踝的前侧，再上足肚内面，沿胫骨的后面，穿过足厥阴的前面，上走膝和股内前侧，入于腹中，因为脾与胃为表里，故属于脾而络于胃。外行的，上胸膈而绕喉咙，达于舌根，而散于舌底。其分支行内的，又从胃脘上膈膜，而注于心中，以与手少阴经相接。

【原文】

是动，则病舌本强，食则呕，胃脘痛，腹胀，善噫⁽¹⁾得后与气⁽²⁾，则快然如衰，身体皆重。是主脾所生病者，舌生痛，体不能动摇，食不下，烦心，心下急痛，溏瘕泄⁽³⁾，水闭⁽⁴⁾，黄疸，不能卧，强立，股膝内肿厥，足大指不用。

【词解】

（1）噫：是胃中气体上逆有声，由口噫出。

（2）后与气：后即大便，气即转矢气。

（3）溏瘕泄：是腹中有块聚——散无体，大便溏泄。

（4）水闭：是湿热壅阻，大小便不利。

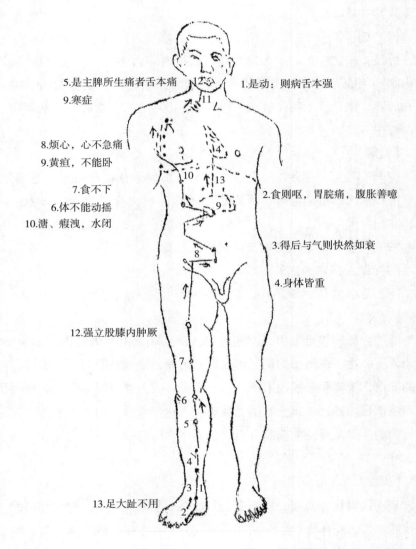

5.是主脾所生痛者舌本痛
9.寒症

1.是动：则病舌本强

8.烦心，心不急痛
9.黄疸，不能卧

7.食不下
6.体不能动摇
10.溏、瘕泄，水闭

2.食则呕，胃脘痛，腹胀善噫

3.得后与气则快然如衰

4.身体皆重

12.强立股膝内肿厥

13.足大趾不用

图4 足太阴脾经脉循行与病候关系示意图

1. 起于大趾之端，循指内侧白肉际；2. 过核骨后；3. 上内踝前廉；4. 上踹（按：应作踹）内；5. 循胫骨后；6. 交出厥阴之前；7. 上膝股内前廉；8. 入腹；9. 属脾络胃；10. 上膈；11. 挟咽；12. 连舌本散舌下；13. 其交者复从胃别上膈；14. 注心中。

【释义】

脾与足太阴经相关联。足太阴经发生了变动，心影响于脾，脾脉连舌本，脾病则舌本强硬，脾虚则失以健运之职，食入必呕。脾脉入腹属脾络胃，胃脘有寒则痛，腹中有寒则胀。阴盛而上走阳明，则气滞为噫。必大便得行。或转矢气，则腹中徒觉轻松，病若衰退。脾主肌肉，脾为湿伤，则周身感觉重滞。凡是主于脾所生之病，舌本痛，则甚于舌本强，体不能动摇，则甚于身体重，食不下咽，则甚于食则呕。脾的支脉，上膈注心，心烦为热，有时心下痛急而不可耐，则为寒甚至腹中有块，聚散无常，大便溏泄，所以病溏病浊，水闭为湿热壅阻于中，大小便都不利，黄疸即湿热，积久不化，蒸腾四布，面目肌肤，都变黄色，并且不能安卧。若病主的人，就无力站起，若勉强站立，必至股膝内肿而且冷，脚之大趾废而不用，是脾的经脉起点地发生病变了的现象。

第五节　心手少阴经

【原文】

心手少阴⁽¹⁾之脉，起于心中，出属心系⁽²⁾下膈，络小肠。其支者，从心系，上挟咽，系目系，其直者，复从心系却上肺，下出腋下。下循臑内后廉，行太阴心主⁽³⁾之后，下肘内，循臂内后廉，抵掌后锐骨⁽⁴⁾之端，入掌内后廉，循小指之内出其端。

【词解】

（1）手少阴：心经脉的代名词。

（2）心系：心当五椎的下面，其系有五上系连肺，肺下系心，心下三系连脾肝肾，故心通五藏之气所以为之主。

（3）太阴心主：是肺经与心包络。

（4）锐骨：手腕下踝为锐骨即神门穴。

【释义】

心的经脉叫作手少阴经，手少阴之脉，起于心中，出走心系，心系有五，上系肺，下系心，外主系连脾肝肾，故心通心藏而为君主。小肠居膈的下面，与心相表里，故曰下膈，络小肠，它的支脉，从心系上绕喉咙，而与目系相连属。直行的脉，从心系至肺，横出腋下。沿臑内后侧青灵穴，行手太阴和手厥阴两经的后面，下行于肘内。沿臂内后侧，至掌后锐骨之端，入掌内后侧，再沿手小指内侧至尖端，与手太阳经相接。

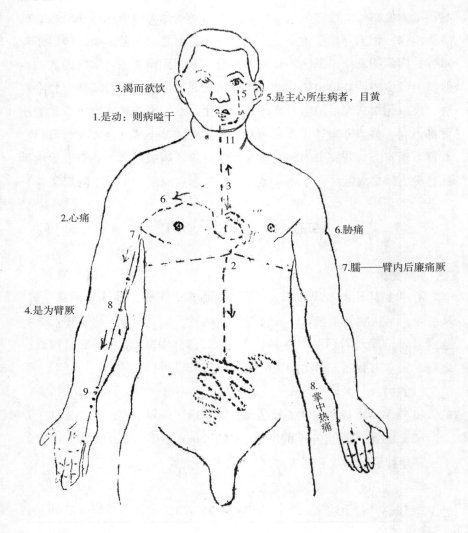

3.渴而欲饮

1.是动：则病嗌干

5.是主心所生病者，目黄

2.心痛

6.胁痛

7.臑——臂内后廉痛厥

4.是为臂厥

8.掌中热痛

图 5　足少阴心经脉循行与病候关系示意图

1. 起于心中出属心系；2. 下膈络小肠；3. 其支者从心系；4. 上挟咽；5. 系目系；6. 其直者复从心系却上肺，下出腋下；7. 下循臑内后廉，行太阴，心主之后；8. 下肘内循臂内后廉；9. 抵掌后锐骨之端；10. 入掌内后廉；11. 循小指内出其端。

【原文】

是动，则病嗌[1]干，心痛，渴而欲饮是为臂厥，是主心所生病者，目黄，胁痛，臑臂内后廉痛厥掌中热痛。

【词解】

（1）嗌：是食道的上口。

【释义】

心与手少阴经相关联，手少阴经发生了变动，热则喉间干燥，寒则心前板痛，火炎则渴欲饮水，手少阴之脉，下肘循臂，故叫作臂厥。是病皆心之所生。心脉系目系，湿火内蒸，故色是目黄。心脉循臂内，出腋下，寒邪中实，所以胁痛，臑臂靠后的侧面，痛而且冷，掌中热而且痛。这都是心脉循臑臂内入掌内后廉所致。

第六节　小肠手太阳经

【原文】

小肠手太阳[1]之脉，起于小指之端，循手外侧上腕，出踝中[2]，直上循臂骨下廉，出肘内侧两筋之间[3]，上循臑外后廉，出肩解[4]，绕肩胛[5]交肩上。入缺盆，络心，循咽下膈，抵胃，属小肠。其支者，从缺盆循颈上颊，至目锐眦[6]却入耳中。其支者，别颊上𬷕[7]抵鼻。至目内眦[8]，斜络于颧[9]。

【词解】

（1）手太阳：小肠经脉的代名词。

（2）踝中：腕下锐骨为踝。

（3）肘内侧两筋之间：是肘内侧两骨尖陷中的小海穴。

（4）肩解：肩骨与臂骨合缝处。

（5）肩胛：肩解下成片骨为肩胛，即肩膊。

（6）锐眦：目外角。

（7）𬷕：音拙，目下为𬷕。

（8）内眦：目内角。

（9）颧：即颧髎穴。

【释义】

小肠的经脉叫作手太阳经。小指外侧，为手太阳经必由的道路，所以说小肠手太阳之脉，起于手小指的尖端少泽穴，沿着手外侧，上腕过高骨。直上沿臂下侧的阳谷穴，出肘内侧两骨尖陷中的小海穴，再上沿臑外后廉，行手阳明少阳之处，出臂骨与肩骨合缝处，绕过肩胛，相交于两肩之上。向前下入缺盆，联络心藏，以心与小肠相表里。再由咽喉下膈膜，至于胃中，而属于小肠。它的支脉行于外的，从缺盆穴沿颈上颊，至目的外角，回入耳中。又一支脉，从颊部上目下，抵鼻头，再至目的内角，斜络颧髎穴，与足太阳经相接。

【原文】

是动：则病嗌痛颔[1]肿，不可以顾，肩似拔[2]，臑似折[3]，是主液所生病者[4]。耳聋目黄，颊肿，颈颔，肩臑，肘臂外后廉痛。

【词解】

（1）颔：是下颚骨至中下面空软之部。

（2）肩似拔：言肩头像抽痛一样。

（3）臑似折：言膊臂像折断的样子。

（4）是主液所生病者：此以"小肠为受盛之害，化物出焉"认为体液是由小肠产生的，故曰是主液所生病者。

【释义】

小肠与手太阳相关联，手太阳经脉发生了变动，则影响于小肠，小肠与心相表里，脉亦循咽下膈，故病嗌病嗌痛。颔肿则项强，不能回头而顾，亦以小肠支脉循颈上颊之故，手太阳脉又循臑外后廉，绕肩胛，交肩上，所以肩臑之痛，如拔如折。小肠分泌水谷，主生液，病虽属于小肠经脉，实皆液之所生。其脉入听宫，则耳为之聋；至目眦，则目为之黄；上颊，则颊为之肿。他若颈颔肩臑肘臂外后廉，都是经脉所循之部分，所以病则为痛。

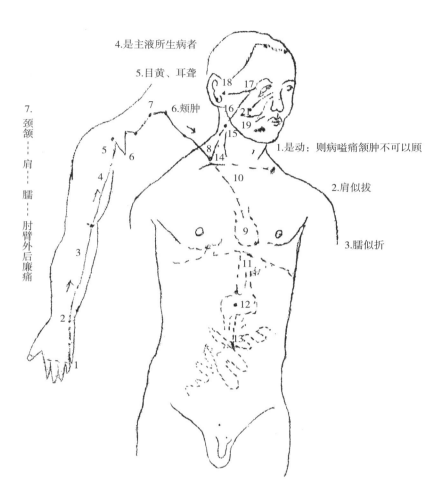

图 6　手太阳经脉循行与病候关系示意图

1. 起于小指之端；2. 循手外侧上腕，出踝中；3. 直上循臂骨下廉，出肘内侧两筋之间；4. 上循臑外后廉；5. 出肩解；6. 绕肩胛；7. 交肩上；8. 入缺盆；9. 络心；10. 循咽；11. 下膈；12. 抵胃；13. 属小肠；14. 其支者，从缺盆；15. 循颈；16. 上颊；17. 至目锐眦者；18. 却入耳中；19. 其支者，别颊上𬱟，抵鼻；20. 至目内眦；21. 斜络于颧。

第七节　膀胱足太阳经

【原文】

膀胱足太阳[1]之脉，起于目内眦，上额，交巅；其支者，从巅至耳上角；其直者，从巅入络脑，还出别下项[2]，循肩膊内，挟脊[3]抵腰[4]中，入循膂[5]，络肾属膀胱；其支者，从腰中下挟脊贯臀[6]，入腘[7]中；其支者，从膊内左右别下，贯胛挟脊内，过髀枢[8]，循髀外，从后廉下合腘中，以下贯腨内，出外踝之后，循京骨[9]，至小指外侧。

【词解】

（1）足太阳：膀胱经脉代名词。

（2）项：脑后为项。

（3）脊：中行椎骨叫作脊。

（4）腰：尻上横骨叫作腰。

（5）膂：夹肩两旁之肉叫作膂。

（6）臀：尻旁大肉叫作臀。

（7）腘：膝后曲处叫作腘。

（8）髀枢：股外为髀，捷骨下为髀枢。

（9）京骨：小指本节后大骨叫作京骨。

【释义】

膀胱的经脉叫作足太阳经，起于目的内角，由攒竹穴上额，交会于巅顶的百会穴。它的支脉，从巅的百会穴旁行而至于再上角，其直入的，从巅的百会穴入络于脑，由脑后复出，别百会穴而下项，沿肩膊内下行，绕过背脊下，而至于腰中，入附两夹脊之肉，络于肾而属于膀胱，以肾与膀胱相表里。又一支脉，从腰中下挟脊，直贯于臀，而入膝及曲池的委中穴，还有一支脉，从膊内分别左右，而直贯肩胛，复出脊各三寸，绕过脊而入内，过于髀枢，（臀下腿上）沿髀内外侧，下于委中穴，与前入腘中之络相会合，下贯于小腿内，出外踝之后，沿着足太阳经的京骨穴，至小指外侧，与足少阴经相接。

【原文】

是动：则病冲[1]头痛，目似脱[2]，项如拔[3]脊痛，腰似折[4]，髀不可以曲，腘如结[5]，腨如裂[6]，是为踝厥。是主筋所生病者、痔、疟、狂癫疾、头顖[7]项痛、目黄、泪出、鼽衄、项背、腰尻、腘、腨、脚、皆痛，小指不用。

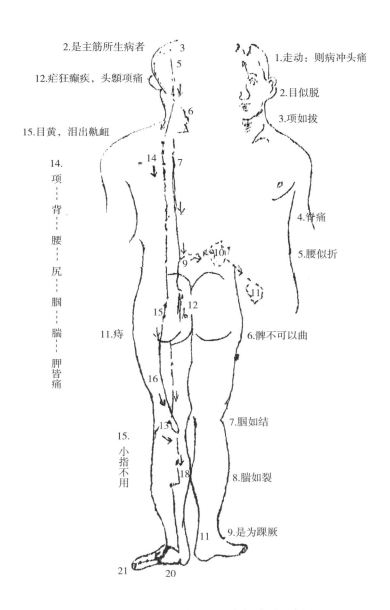

2.是主筋所生病者

12.疟狂癫疾，头颞项痛

15.目黄，泪出鼽衄

14.
项
┊
背
┊
腰
┊
尻
┊
腘
┊
腨
┊
胕皆痛

11.痔

15.
小指
不用

1.走动：则病冲头痛

2.目似脱

3.项如拔

4.脊痛

5.腰似折

6.髀不可以曲

7.腘如结

8.腨如裂

9.是为踝厥

图 7　足太阳膀胱经脉循行与病候关系示意图

1. 起于目内眦；2. 上额；3. 交巅；4. 其支者从巅至耳上角；5. 其直者，从巅入络脑；6. 还出别下项；7. 循肩膊内，挟脊；8. 祗腰中；9. 入循膂；10. 络肾；11. 属膀胱；12. 其支者从腰中下挟脊贯臀；13. 入腘中；14. 其支者从膊内左右别下贯胛挟脊内；15. 过髀枢；16. 循髀外从后廉；17. 下合腘中；18. 以下贯腨内；19. 出外踝之后；20. 循京骨；21. 至小指外则。

【词解】

（1）冲：作上冲解，膀胱位卑，头脑位高，以卑凌高，故叫作冲。

（2）目似锐：谓两眼像要漏下。

（3）项如拔：谓项中好像抽痛。

（4）腰如折：谓腰部像要折断的样子。

（5）腘如结：谓膝中板滞，像有什么瘀结。

（6）踹如裂：谓小腿如裂开了一样的痛。

（7）头颟：脑门。

【释义】

膀胱与足太阳相关联，足太阳经上额，交巅，络脑，如果发生了变动，则直冲至头而痛。其脉起目内眦，下项，所以两目像要漏下，项中像抽痛一样。其脉挟脊，抵腰，过髀枢，所以背裸疼痛，腰如折断，大腿不能弯转，其脉入腘贯踹，所以膝中板滞，像有瘀结，小腿如折开来一样的痛因为足废不为所用而常冷，故叫作踝厥。周身的筋脉，惟足太阳为多为巨，所有症状，虽说是太阳经病，实际是主于筋所生的病，肛门有结为痔，寒热有时为疟，举动失常曰狂，语无伦次，身不自主曰癫，这四种都是足太阳邪入之病。头颟项痛为寒，目黄为湿热，泪出与鼽衄，亦是风热之邪为患，项背腰尻腘踹脚各部，皆足太阳所经之处，无有不痛，足小趾为足太阳脉所终止之处，故病则不能屈伸。

第八节　肾足少阴经

【原文】

肾足少阴[1]之脉，起于小指之下，斜趋[2]足心，出于然谷[3]之下，循内踝之后，别入跟[4]中，以上踹内，出腘内廉。上股内后廉，贯脊属肾，络膀胱。其直者，从肾上贯肝膈，入肺中，循喉咙，挟舌本。其支者，从肺出络心注胸中[5]。

【词解】

（1）足少阴：肾经脉代名词。

（2）斜趋：经络斜行叫作斜，直向其处叫作趋。

（3）然谷：穴名。在足内踝前大骨陷中。

（4）跟：足跟。

（5）胸中：两乳之间为胸中，亦曰膻中。

【释义】

肾的经脉叫作足少阴经，起于足小趾下，由小趾下斜走足心的涌泉穴，由足心出然谷穴之下，（然谷穴在内踝前大骨下）复自内踝前行于内踝后，又由内踝后，别入足跟中，上行至足肚，出膝弯内侧，再上股内后侧，通过脊内，属肾而络膀胱，以肾与膀胱相表里，其直行的，从肾上行至肝，通过膈膜，入于肺中，经肺中而循喉咙，挟舌本，以少阴之脉，至舌本而络。它的支脉，从肺联络心藏，而停住于胸中，与手厥阴经相接。

【原文】

是动：则病饥不欲食，面如漆柴(1)，咳唾则有血，喝喝而喘(2)，坐而欲起，目"肮肮"(3)如无所见，心如悬，若饥状，气不足则善恐，心惕惕(4)，如人之将捕之，是为骨厥(5)，是主肾所生病者。口热、舌干、咽肿、上气、嗌干及痛，烦心，心痛、黄疸、肠澼(6)，脊股内后廉痛，痿厥(7)嗜卧，足下热而痛。

【词解】

（1）面如漆柴：言黑而干枯，面无光彩。

（2）喝喝而喘：谓噎塞而气急。

（3）肮肮：眼睛昏眩的样子。

（4）惕惕：不安之貌。

（5）是为骨厥：《内经》以肾为骨，言肾气强的则骨坚强，上面的病，说明是由肾气不足，因称为骨厥。

（6）肠澼：指下痢而言。

（7）痿厥：瘫痪无力。

【释义】

肾与足少阴经相关联，足少阴经发生了变动，则病饥不欲食，为什么呢？阴虚则火炎，火炎则土燥，所以虽饥饿而不欲进食，肾水枯竭，

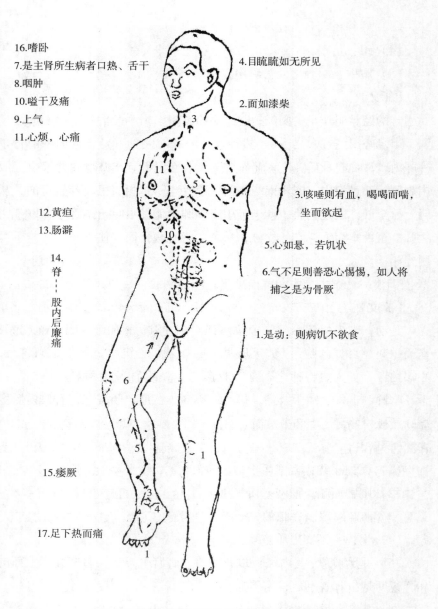

16.嗜卧
7.是主肾所生病者口热、舌干
8.咽肿
10.嗌干及痛
9.上气
11.心烦，心痛

4.目䀮䀮如无所见

2.面如漆柴

3.咳唾则有血，喝喝而喘，
　坐而欲起

5.心如悬，若饥状

6.气不足则善恐心惕惕，如人将
　捕之是为骨厥

1.是动：则病饥不欲食

12.黄疸
13.肠澼
14.
脊
：
股内后廉痛

15.痿厥

17.足下热而痛

图8　足少阴肾经脉循行与病候关系示意图

1. 起于小指之端，斜走足心；2. 出然谷之下；3. 循内踝之后；4. 别入跟中；5. 以上喘（按：踹应作腨）内；6. 出腘内廉；7. 上股内后廉；8. 贯脊属肾；9. 络膀胱；10. 其直者从肾；11. 上贯肝膈；12. 入肺中；13. 循喉咙；14. 挟舌本；15. 其支者，从肺出络心，注胸中。

故面如漆柴。水枯不克制火，火必刑金而为唾咳，唾咳甚则必见血，或
噎塞而喘急，阴虚至于极点，阳反上冒，就好动而不好静，坐不久而欲
起。肾水亏耗精不上承，则目睆睆，如无所见。心肾不交则精神离散，
故心上像有所牵挂，荡不定。阳虚则内馁，故常若饥饿之状，肾在志为
恐，肾气不足，则心中惕然不安，像要被人逮捕的一样。肾主骨，肾气
衰则骨必衰败，所以病名骨厥。以上种种，都是肾之所主。其有口热、
舌干、咽肿，上气嗌干及痛，因为少阴之脉，循喉咙，系舌本，故有是
证。其烦心心痛，以少阴脉从肺络心之故，为黄疸，为肠澼，咎由湿
热，水虚的人多有之。为脊股内后廉痛，这些部分，都是少阴脉所经之
处。痿厥而瘫软无力，好卧由于多阴少阳，皆精竭神疲之外象。足少阴
之脉，起于足少趾之下，邪走足心，出然谷穴下，循内踝后入跟中，所
以足不热而痛。

第九节　心主手厥阴心胞络经

【原文】

心主手厥阴⁽¹⁾心胞络⁽²⁾之脉，起于胸中出属心胞，络、下膈，
历⁽³⁾络三焦，其支者，循胸出胁，下腋三寸，上抵腋下，循臑内，行太
阴少阴之间，入肘中，下臂行两筋之间，入掌中，循中指出其端，其支
者，别掌中，循小指次指出其端。

【词解】

（1）手厥阴：心主经脉的代名词。

（2）心胞络：包心的膜络，为心主的外部。

（3）历：是换次而行的意思。

【释义】

心主的经脉叫作手厥阴经，其脉起于胸中，属于心胞络，以胞络为
心主的外部，下于膈膜，依次历络上中下三焦，以三焦为胞络为表里，
包络的支脉，由胸出胁，当腋下三寸处，上抵腋下的天泉穴，沿臂臑内
侧，行太阴少阴之间，入于肘中，下臂行两筋间，入掌内，沿中指直达
尖端，又一支脉，从掌内别行，沿小指的次指，直达尖端，与手少阴经

相接。

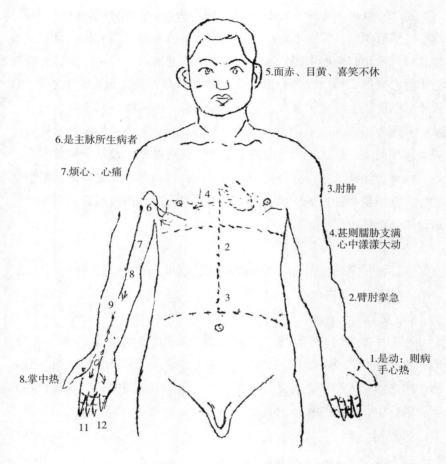

5.面赤、目黄、喜笑不休

6.是主脉所生病者

7.烦心、心痛

3.肘肿

4.甚则臑胁支满
心中漾漾大动

2.臂肘挛急

1.是动：则病
手心热

8.掌中热

11 12

图9　手厥阴心胞经脉循行与病候关系示意图

1. 起于胸中，出属心胞络；2. 下膈；3. 历络三焦；4. 其支者犹脑；5. 出胁，下腋三寸；6.
上抵腋下；7. 循膝内行太阴少阴之间；8. 入肘中；9. 下臂行两筋之间；10. 入掌中；11. 循
中指出其端；12. 其支者，别掌中，循小指次指出其端。

【原文】

　　是动：则病手心热，臂肘挛急，肘肿，甚则胸胁支满⁽¹⁾，心中憺憺
大动⁽²⁾，面赤，目黄喜笑不休，是主脉所生病者⁽³⁾。烦心，心痛，掌
中热。

【词解】

（1）胸胁支满：胸腔胁肘间，觉得支撑胀满。

（2）心中憺憺大动：憺，音淡，谓心中漾漾，大为振动。

（3）是主脉所生病者：《内经》有"诸脉者皆属于心"，心胞络代心主事，故亦主脉所生病者之意。

【释义】

心包与手厥阴经相关联，手厥阴经发生了变动，则所经过的部位，必因之而病。如手厥阴脉入劳宫，所以掌中发热，支脉如肘中曲泽穴，下臂郄门穴大陵穴之间，所以肘臂拘挛而紧急。其脉始于腋下三寸，所以两腋肿胀。甚则胸腔胁肋支撑胀满，亦从其脉循胸出胁，故有此症。心主上承心君，故心主病则心中漾漾"大为"振动，赤为心包，火升则面赤，目为心使，温热阻滞则目黄，心有余则笑不休。诸脉者皆属于心，心胞络代君主事，故亦主脉所生之病，如畏烦曰心烦，寒入心包曰心痛，内热不彻曰掌中热，都是手厥阴经脉之病。

第十节　三焦手少阳经

【原文】

三焦手少阳⁽¹⁾之脉，起于小指次指之端，上出两指之间，循手表腕⁽²⁾出臂外两骨之间⁽³⁾，上贯肘，循臑外上肩，而交出足少阳之后，入缺盆，布膻中⁽⁴⁾散络心包，下膈，循属三焦，其支者，从膻中上出缺盆上项，系耳后，直上，出耳上角，以属下颊，至颈。其支者，从耳后入耳中，出走耳前，过客主人前，交颊，至目锐眦。

【词解】

（1）手少阳：三焦经脉的代名词。

（2）手表腕：臂骨尽处为腕，手表腕，即手腕背面。

（3）两骨之间：是桡骨、尺骨之间。

（4）膻中：即上焦两乳中间。

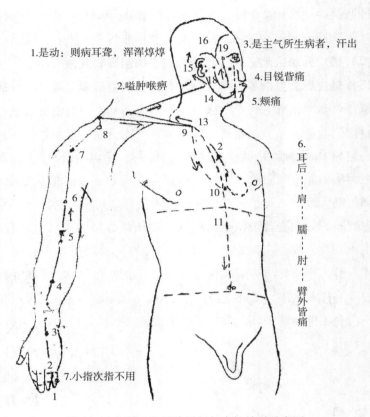

1.是动：则病耳聋，浑浑焞焞

3.是主气所生病者，汗出

2.嗌肿喉痹

4.目锐眦痛

5.颊痛

6.耳后---肩---臑---肘---臂外皆痛

7.小指次指不用

图10　手少阳三焦经脉循行与病候关系示意图

1. 起于小指次指之端；2. 上出两指之间；3. 循手表腕；4. 出臂外两骨之间；5. 上贯肘；6. 循臑外；7. 上肩；8. 而交出足少阳之后；9. 入缺盆；10. 布膻中，散络心包；11. 下膈，循属三焦；12. 其交者从膻中；13. 上出缺盆；14. 上项；15. 系耳后直上；16. 出耳上角；17. 以屈下颊至顿；18. 其支者从耳后入耳中，出走耳前过客主人前，交颊；19. 至目锐眦。

【释义】

三焦的经脉叫作手少阳经，从小指的次指之尖起，上出小指和它的次指中间，沿着手腕的背面，出臂外两骨中间（即外关穴支沟穴）上过肘，沿臑外侧止肩髎骨，自髎骨而穿出足少阳胆经的后面。其内行者，入于肩前的缺盆穴，复由足阳明之外，下布膻中，散络心包，相为表里，乃从上焦下于膈膜，从中焦下络下焦，它的支脉行于外者，从膻中上行出缺盆，再上走项，连耳后，直上至耳上角，以属曲下颊，至目眶下。又一支脉，从耳后翳风穴入耳中，回出至耳前，过足少阳的客主人穴前面，与颊车交合，至于目外眦，与足少阳经相接。

【原文】

是动：则病耳聋浑浑焞焞[1]，嗌肿喉痹，是主气所生病者[2]，汗出，目锐眦痛，颊肿耳后肩臑肘臂外皆痛，小指次指不用。

【词解】

（1）浑浑焞焞：焞，屯吞二音。"浑浑焞焞"听觉模糊之意。

（2）是主气所生病者：《内经》有"三焦出气以温肌肉充皮肤"；又有："中焦受气……乃化而为血，以养生身"，所以说主气所生病者。

【释义】

三焦与手少阳经相关联，手少阳经发生了变动，它的支脉，上项入耳中者，就受其影响，所以耳为之聋。听觉模糊，并发生咽肿，闭之症，三焦为水府，气不达则病，故曰是主气所生病者。三焦主相火，相火旺则汗出。它的支脉交颊，至目锐眦，所以目外眦痛，病至面颊，其耳后肩臑肘臂外皆痛，以及小指之次指废而不用，都是本经经脉所循之部分而为病。

第十一节　胆足少阳经

【原文】

胆足少阳[1]之脉，起于目锐眦，上抵头角[2]下耳后。循颈行手少阳之前，至肩上，却交出手少阳之后，入缺盆。其支者，从耳后入耳中，出走耳前，至目锐眦后，其支者，别锐眦，下大迎，合于手少阳，抵于頔，下加颊车，下颈，合缺盆，以下胸中，贯膈，络肝，属胆循胁里，出气街，绕毛际，横入髀厌中[3]。其直者，从缺盆下腋，循胸，过季胁，下合髀厌中，以下循髀阳[4]，出膝下廉，下外辅骨[5]之前，直下抵绝骨之端[6]下出外踝之前，循足跗上，入小指次指之间，其支者，别跗上，入大指之间，循大指歧骨[7]内出其端，还贯爪甲出三毛[8]。

【词解】

（1）足少阳：肝经脉的代名词。

（2）头角：指前额边缘。

（3）髀厌中：即髀枢的环跳穴。

（4）髀阳：即大腿外侧部分。

（5）辅骨：即膝下两旁的高骨。

（6）绝骨之端：外踝上骨际曰绝骨，绝骨之端，即阳辅穴。

（7）歧骨：足大指本节后骨缝为歧骨。

（8）三毛：足大指爪甲后二节间为三毛。

【释义】

胆的经脉叫作足少阳经，从目外角的瞳子髎穴起，经过听会客主人两穴。上抵头角，下行耳后，沿颈项走手少阳经的前面，下到肩上，循肩井穴，又穿出手少阳经的后面，而入于缺盆。它的支脉，从耳后、颅门，经过手少阳的翳风穴入于耳中，回出走耳前，到目外角后瞳子髎之外，又一支脉，从目外角后的瞳子髎，下走足阳明大通，会合手阳明经的丝竹穴和髎穴，而一抵目眶下，再下从颊车至颈，沿着本经的前面，与前之入缺盆者相合。其内行的，由缺盆下走胸中，通过膈膜，联络肝和胆，而相为表里。乃治胁里，从足厥阴的章门穴下行，出足阳明的气街穴，环绕毛际，以横入髀枢中的环跳穴。其直下而行于外的，下走腋，沿胸过季胁，循京门带脉等穴下行，又与前之入髀厌者会合。再下沿髀的外侧，出膝外高骨的前面，直下抵绝骨之端的阳辅穴，下出外踝的前面，沿足面入足小趾次趾的中间，至窍阴穴，它的支脉，又从走面上别行入足大趾，沿足大趾次趾的骨缝至尖端。又目经爪甲后二节间的三毛地方，与足厥阴经相接。

【原文】

是动：则病口苦，善太息[1]，心胁痛，不能转侧面微有尘，体无膏泽，足外反热，是为阳厥，是主骨所生病者[2]，头痛，颔痛，目锐眦痛，缺盆中肿痛，胁下肿，马刀侠瘿[3]，汗出，振寒，疟，胸胁肋髀膝外，至胫绝骨外踝前，及诸节皆痛。小指次指不用。

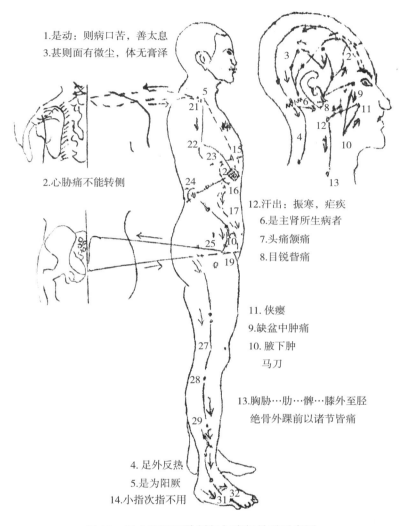

1.是动：则病口苦，善太息

3.甚则面有微尘，体无膏泽

2.心胁痛不能转侧

12.汗出：振寒，疟疾

6.是主肾所生病者

7.头痛颔痛

8.目锐眦痛

11. 侠瘿

9.缺盆中肿痛

10. 腋下肿

马刀

13.胸胁…肋…髀…膝外至胫

绝骨外踝前以诸节皆痛

4. 足外反热

5. 是为阳厥

14.小指次指不用

图 11　足少阳胆经脉循行与病候关系示意图

1. 起于目锐眦；2. 上抵头角；3. 下耳后；4. 循颈行手少阳之前，至肩上却交出手少阳
之后；5. 入缺盆；6. 其支者从耳后入耳中；7. 出走耳前；8. 至目锐眦后；9. 其支者别
目锐眦；10. 下大迎；11. 合于手少阳抵于䫀；12. 下加颊车；13. 下颈合缺盆；14. 以
下胸中贯膈；15. 络肝；16. 属胆；17. 循胁里；18. 出气街；19. 绕毛际；20. 横入髀厌
中；21. 其直者从缺盆；22. 下腋；23. 循胸；24. 过季胁；25. 下合髀厌中；26. 以下循
髀阳；27. 出膝外廉；28. 下外辅骨之前；29. 直下抵绝骨之端；30. 下出外踝之前，循
足跗上；31. 入小指次指之间；32. 其支者别跗上入大指之间，循大指歧骨内出其端，
还贯爪甲，出三毛。

【词解】

（1）善太息：是频频叹气不已。

（2）是主骨所生病者：为少阳合经为病，经文有"少阳属肾""肾主骨"，故有主骨所生病者。

（3）马刀侠瘿："马刀"即瘰疬，成串的以其形长又称马刀。"侠瘿"即挟颈所生的瘤属。

【释义】

胆与足少阳经相关联，足少阳经脉发生了变动，则影响于胆。胆味为苦，火亦作苦，所以苦。胆为中木，木喜条达，木气不舒，故善太息，它的别脉贯心循胁，所以心胁痛至于不可转侧。《平肺篇》说："阳气长，则其色鲜，其颜光"，合少阳气郁为病，则不能敷荣，所以面上似有尘垢，肌肤拈稿不润。本经脉出外踝之前，所以足外反热，是为阳气厥逆所致，少阳属肾，肾主骨，故有主骨所生病者，脉上头角，故偏头痛，属少阳病。脉加颊车，故颔痛。脉起锐眦，故目锐眦痛，缺盆与胁下，亦经脉所过，所以缺盆中肿痛，腋下肿。颈项也是少阳的部分，血燥者有火，故生瘰疬，血脉留滞，故侠颈生瘿瘤，少阳居三阳之中，为半表半里，所以阳胜则汗出，风胜则振寒为疟。胸膺，两胁，二十四胁，髀下，膝外，主小腿直下垂绝之骨，外踝之前，周身之骨节，凡足少阳所经之脉，无一处不痛，足少阳之脉，入于小指次指之间，故病则小指次指不为所用。

第十二节　肝足厥阴经

【原文】

肝足厥阴[1]之脉，起于大指丛毛[2]之际，上循足跗上廉，去内踝一寸，上踝八寸，交出太阴之后，上腘内廉。循股阴，入毛中，过阴器，抵小腹，挟胃，属肝，络胆。上贯膈，布胁肋，循喉咙之后，上入颃颡[3]连目系[4]，上出额，与督脉会入巅。其支者，从目系下颊里，环唇内。其支者，复以肝别贯膈，下注肺。

【释义】

肝的经脉叫作足厥阴经，从足大指丛毛地方大敦穴起，向上沿着足面上侧的行间太冲两穴，离开内踝前一寸的中封穴，再上内踝八寸，穿出足太阴经后面，上走膝湾内侧。沿着股阴入毛中，左右相交，环绕阴器，自冷上入小腹，会于任脉之中极关元，循章门至期门，所挟胃属肝，下足少阳日月之所络胆，而肝胆为表里，自期门上过膈膜，散下胁入肋，其内行而上者，自胁肋间，由足阳明人迎之外，再沿喉咙后面，至上腭内连目系，上出腭，与督脉相会于巅顶的百会穴。它的支脉从目系下走颊里，环绕唇内，又一支脉，从前期门属肝所，另穿膈膜，上注于肺，与手太阴经相接。

【原文】

是动：则病腰痛，不可以俛仰，丈夫㿗疝⁽¹⁾，妇人少腹肿，上则嗌干，面尘，脱色，是肝所生病者。胸满，呕逆，飧泄，狐疝⁽²⁾，遗溺，闭癃⁽³⁾。

【词解】

（1）㿗疝：少腹牵引睾丸作痛，横骨两端的文中，状如黄瓜，内有脓血，叫作㿗疝。

（2）狐疝：卧则入腹，玄则出腹入囊，像狐之白天出穴而溺，夜间入穴而不溺，所以叫作狐疝。

（3）闭癃：小便不通。

【释义】

肝藏与足厥阴经相关联，足厥阴经发生了变动，则影响于肝，肝肾为子母之藏，腰痛为母病及子，肝生筋，筋病则腰中如张弓弩弦不可以俛仰。本经气逆，在男子则牵引睾丸作痛为㿗疝，在妇人则为少腹肿，亦为疝病。阴之脉循喉上额，支者从目系下颊，所以喉咙干燥，面部晦滞，无血色。是肝的本藏发病，以其脉上贯膈，则为胸满。木火冲胃，则为呕逆。木盛克土，则为飧泄，肝脉环阴器，发为狐疝。肝热，阴损失联则遗溺，火旺则闭癃。

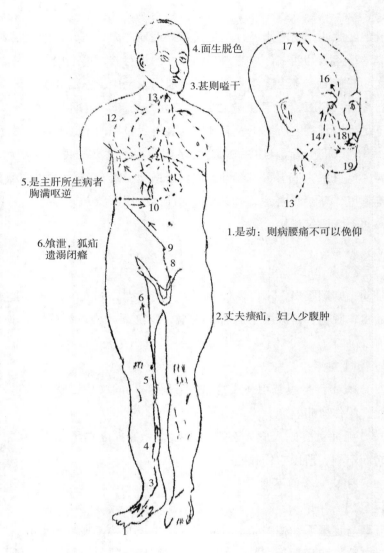

图 12　足厥阳肝经脉循行与病候关系示意图

1. 起于大指从毛之际；2. 上循足跗上廉；3. 去内踝一寸；4. 上踝八寸交出太阴之后；5. 上腘内廉；6. 循股阴；7. 入毛中；8. 过阴器；9. 抵小腹；10. 挟胃属肝络胆；11. 上贯膈；12. 布胁肋；13. 循喉咙之后；14. 上入颃颡；15. 连目系；16. 上出额；17. 与督脉会于巅；18. 其支者从目系下颊里；19. 环唇内；20. 其支者复从肝；21. 别贯膈；22. 上注肺。

按：《灵枢·本藏》篇说："经脉者，所以行血气而营阴阳，利关节者也"。《素问·皮部论》说："凡十二经脉者，皮之部也，是故百病之始生也，必先于皮毛，邪中之则腠理开，开则入客于络脉，留而不去，传入于经，留而不去，传入于府，廪于肠胃"，这是说明经脉关系于生理与病理的重要性。《灵枢·卫气》篇说："能别十二经脉者，知病之所生，候虚实之所在，能得病之高下"马元台说："不识十二经络，开口动手便错"，这是说明经络关系于诊断和治疗的重要性，可见经络学说与阴阳五行藏府……等学说，同为祖国医学基本理论的根据。本篇先言经脉的起止，后言本经是动与所生病，是根据经络来的。十二经以肺经为首，循序相传，尽于足厥阴肝经，而又传于肺，终而复始，是为一周。手太阴肺经起于中府，终于少商；手阳明大肠经起于商阳，终于迎香；足阳明胃经起于头维，终于厉兑；足太阴脾经起于隐白，终于大包；手少阴心经起极泉，终于少冲；手太阳小肠经起于少泽，终于听宫；足太阳膀胱经起于睛明，终于至阴；足少阴肾经起于涌泉，终于俞府；手厥阴心包络经起于天池，终于中冲；手少阳三焦经起于关冲，终于丝竹穴；足少阳胆经起于童子髎，终于窍阴；足厥阴汗经起于大敦，终于期门。总的说来，手之手阴经，皆从胸走手；手之三阳经，皆从手走头；足之三阳经，皆从头走足；足之三阴经，皆从足走腹。十二经脉，都属一藏络一府，一府络一藏，所属的为本藏和本府，所络的为本藏府相对的府藏，因之互为表里。例如手太阴肺与手阳明大肠为表里，则手太阴经属肺，络大肠，手阳明经属大肠为表里，则手太阴经属肺，络大肠，手阳明经属大肠，络肺，其余经脉仿此。至于十二经的发病，多属于本藏本府，其有不属本藏本府的，是由于各经各有支络，联系着不同的藏器所致，这些都是我们先从实践经验上得来的，能起一定的作用的。学者如能依照经络的划分，在临床上能把病症清楚地分类归纳，对于整体疗法，是有极大帮助的。

第四章 经络

第十三节　奇经八脉

【原文】

督脉者起于下极[(1)]之俞。并于脊里，上至风府[(2)]，入属于脑。督之为病，脊强而厥。任脉者起于中极之下[(3)]，以上至毛际[(4)]，循腹里，上关元[5]，至咽喉，上颐[6]循面，入目络舌，任之为病，其内苦结[7]，男子七疝[8]，女子瘕[9]聚[10]。冲脉者起于气冲[11]，并足阳明之经，侠[12]脐上行，至胸中而散，冲之为病，逆气而里急。带脉者起于季胁，回身一周；带之为病，腹满，腰溶溶[13]若坐水中。

【词解】

（1）下极：即长强穴在脊骶骨端。

（2）风府：穴名，在脑后发际三寸。

（3）中极：穴名，在脐下四寸。中极之下，指会阴穴。

（4）毛际：阴毛所分布的地方。

（5）关元：穴名，在脐下三寸。

（6）颐：在口角后腮的下部。

（7）结：坚结似滞。

（8）七疝：寒水筋血气狐癞也。

（9）瘕：假也，假物成形。

（10）聚：是积聚。

（11）气冲：一名气街，穴在毛际两旁。

（12）侠：与夹、挟通。

（13）溶溶：缓慢之貌。

【释义】

督脉为奇经八脉之一，古人说："督脉督一身之阳"。就是说督脉总管督促全身的阳经。督脉起于长强穴，在脊骶骨端，行于脊柱里面，出至脑后陷凹中的风府穴处，深入脑内，上行巅顶，沿额下行至鼻柱；督脉行背，所以本经发病，则为脊强直而厥逆。任脉也为奇经八脉之一，古人说："任脉任一身之阴"，意思是说能总揽全身的阴经，任脉起于中极之下前后阴之间的会阴穴，上出毛际，沿腹内，上过关元穴，到咽喉，再上至腮，下走面部，深入眼内而络于舌；任脉行复，所以本经发病，则腹里若结而不通，男子易患七种疝病，女子多患瘕聚，亦以男为阳，属气，女为阴，属血，故其病亦异。冲脉直冲而上，为经脉之海，其脉起于气街，与足阳明经脉并行而上，沿脐两侧上走，散布于胸中，冲脉从气街至胸中，所以本经发病，气不顺就膈塞而逆，血不和就胸腹里急。带脉，束诸脉使不妄行，其脉起于软肋下的带脉穴，绕身一周，如人束带一般，带脉适当腰腹之中，所以本经发病，腹中就膨满起来了，腰间缓幔畏寒，好象坐在水中的样子。

【原文】

阳跷脉者，起于跟中，循外踝上行入风池[1]，阳跷为病，阳缓而阳急。阴跷脉者，亦起于跟中，循内踝上行至咽喉，交贯冲脉，阴跷为病，阳缓而阴急。阳维阴维者，维络于身，溢畜不能环流，灌溢诸经者也。故阳维起于诸阳会[2]也，阴维起于诸阴交[3]也。阳维为病苦寒热，阴维为病者心痛。

【词解】

（1）风池：穴名，在顶后发际陷中。

（2）诸阳会：在足外踝下陷中，穴名金门。

（3）诸阴交：在足内踝上，去踝三寸骨陷中，穴名筑宾。

【释义】

阳跷阴跷二脉，"所以使机关蹻捷"的阳跷脉起于足跟，沿足外踝而上行，到脑后的风池穴，诸阳脉盛，散入于阳跷，阳跷受邪，病在阳而不在阴，所以本经发病，外踝上拘急，而内踝和缓。阴跷脉也起于足跟，沿足内踝而上行，到咽喉，与冲脉交相贯串；诸阴脉盛，散入于阴跷，阴跷受邪，病在阴分而不在阳，所以本经发病，内踝上拘急，而外踝和缓。阳维阴维之脉所以为一身的纲维的它只能留蓄而泛溢，不能与十二经相循环，周流灌溉，阳维是起于诸阳所会之处的金门穴，阴维是起于诸阴所交之处的筑宾穴，阳维之脉，维络于阳，阳为卫而主表，所以受邪为病，多苦寒热。阴维之脉，维络于阴，阴为营而主里，所以受邪为病，多患心痛。

    按：《内经》叙奇经八脉，不完备，兹取《难经》之文以补之。奇经八脉系指督任冲带阳跷阴跷阳维阴维而言，这八脉无表里配合，所以称为奇经。督脉是阳经的总督，它的路经是脊柱的正中线，任脉是阴经的总揽，它的路径是腹面的"正中线"。冲脉在任脉的两侧，潜行于足阳明经的深部。带脉绕行腰部一周，好像束带的样子，阴跷分布于下肢

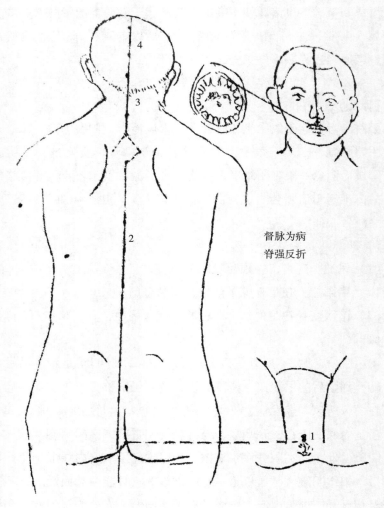

督脉为病
脊强反折

图 13　督脉

1. 走于下极之腧；2. 并于脊里；3. 上至风府，入脑；4. 上巅；5. 循额至鼻柱

内侧和腹部，阳跷分布于身体的两侧，阳维是全身阳经的纲维，阴维是全身阴经的纲维。学者既了解了它们的行径，尤应当知道它们主哪些病变。

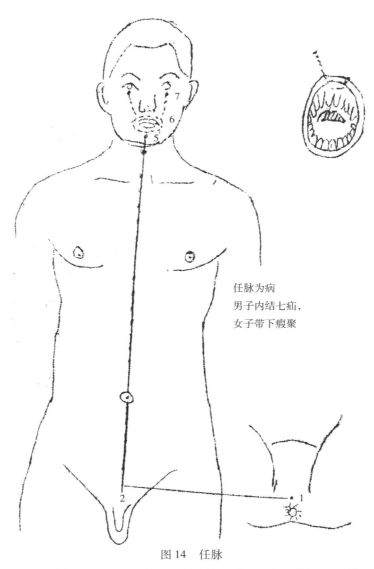

任脉为病
男子内结七疝，
女子带下瘕聚

图 14　任脉

1. 起于中枢之下；2. 以上毛际；3. 循腹里，上关元；4. 至咽喉；5. 上颐；
6. 循面；7. 入目

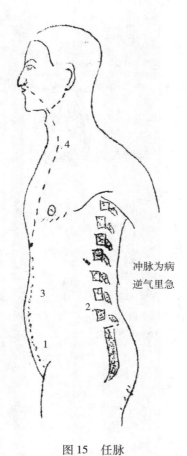

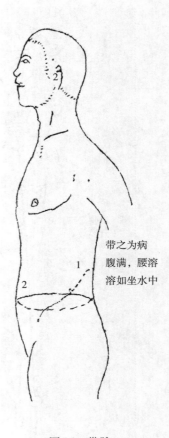

冲脉为病
逆气里急

带之为病
腹满，腰溶
溶如坐水中

图 15　任脉

1. 与任脉皆起于胞中；2. 上循脊里，为经络之海；3. 其浮于外者，循腹上行；4. 会于咽喉；5. 别而络唇口

图 16　带脉

1. 起于季胁；2. 回身一周

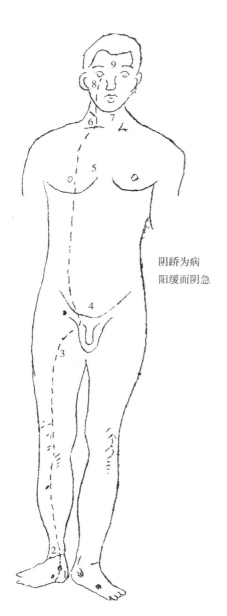

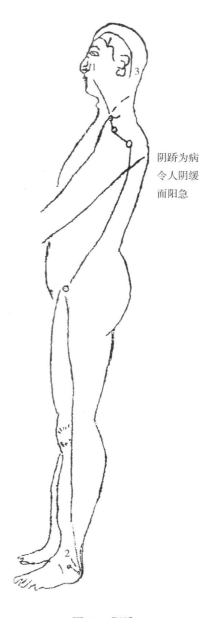

阴跷为病
令人阴缓
而阳急

阴跷为病
阳缓而阴急

图 17　阴跷

1. 走于然骨之后；2. 上内踝之上；3. 直上循阴股；4. 入阴；5. 上循胸里；6. 入缺盆；7. 上出人迎之前；8. 入頄；9. 属目内眦，合于太阳。

图 18　阳跷

1. 起于跟中；2. 循外踝上行；3. 入风池

第四章　经　络

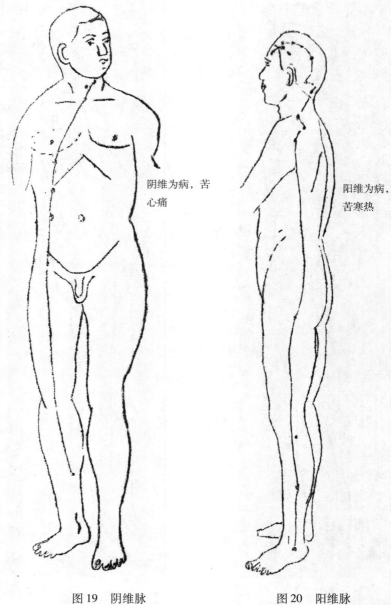

阴维为病，苦
心痛

阳维为病，
苦寒热

图 19　阴维脉
其脉起于诸阴之交

图 20　阳维脉
其脉起于诸阳之会

第五章 病 机

【原文】

百病皆生于风寒暑湿燥火与五藏六府之变化，应审察病机分类治疗，故扼要提示如下，以资启发。

第一节 病机十九条

一、五藏五条

【原文】

［素问·至真要大论］诸风掉眩⁽¹⁾，皆属于肝。诸寒收引⁽²⁾皆属于肾。诸气膹郁⁽³⁾皆属于肺。诸泾肿满⁽⁴⁾皆属于脾。诸痛痒疮⁽⁵⁾皆属于心。

【词解】

（1）掉眩：掉音予，作动摇解。眩音炫，作昏晕眩花解。

（2）收引：收作敛字解。引作急字解，收引，作筋脉拘。挛或关节屈伸不利解。

（3）膹郁：膹音愤，指膹满。郁音入，指弃迫。膹郁，就是指胸部闷塞上逆而喘气急迫的症候。

（4）胕满：肿在皮肤四肢，满为腹内胀塞。

（5）疮：指痈疡及一切皮肤病而言。

【释义】

凡病都有所属，能知其所属，则纲领既得，而其条目自可援例以求之。如肝主藏血，血虚则生热，热则生风，凡风病头目昏花，肢体动摇等症状，都是属于肝藏的病。肝是风木之藏，《阴阳应象大论》说："在天为风，在地为木，在体为筋，在藏为肝，在变动为握"。这是说明风气通于肝的道理。肾主骨，肾阳四达，则骨体舒畅，举动轻便，若寒病，肢节拘急而收曲；或膞（音妥）缓而收引，是骨不为用所致，这是属于肾藏的病。肾为寒水之藏，《阴阳应象大论》说："在天为寒，在地为水，在脏为肾"，故因寒而引起的骨病，统属于肾。（拘收引踹和抽掣缩短的病不同，一是寒症，一是风病，寒病筋脉拘急，和风病筋脉抽掣摇动，当辨明）。肺主气，以清肃下行为顺。六淫外感，首先犯皮毛，侵袭卫分，此气之乖于外，水饮火邪，凝瘀上壅，阻塞气道，以致喘气急迫，此气之乖于内，皆能危害肺部。故治肺气腆郁，宜用散降之法。《宣明五气》说："脾恶湿"，因为脾以制水为其特性，不让多余的水湿停蓄为病。若水湿潴留，以致浮肿胀满，都是由于脾土不能制水，所以治水湿的病，皆应注意调治脾土。疮：指痈疡及一切皮肤病而言，心属火，又主血，其充在血脉，如果心火盛，相应的血分有热，所以生疮。但热有微甚，热甚则疮疼，热微则疮痒，总之都属于心经血分的病。故治疮疡，有和血法，有清热凉血泄火等法。

二、上下二条

【原文】

诸厥⁽¹⁾固⁽²⁾泄⁽³⁾皆属于下；诸痿⁽⁴⁾喘呕，皆属于上。

【词解】

（1）厥：又作瘚，作逆气解。阳气衰于下为寒厥，阴气衰于下为热厥，厥病虽分明阳寒热，其为下气逆上则一。

（2）固：通作痼，指腹中癥瘕积聚寒疝之类。

（3）泄：指二便不固，如阳虚失禁，火迫注泄皆是。

（4）痿：指肺痿足痿两症而言。

【释义】

下指肾藏而言，兼水火之司。阴精水衰，则有热厥；命门火衰，则有寒厥。《调经论》说："血之与气，并走于上，则为大厥。"上就是头颅，下气逆上，则脑中扰乱，厥病就成了。他如腹中瘕聚寒疝之类，称为痼疾，肾阳不能化气所致。二便不固为泄，虽有寒热之分，其关于肾病则一，因肾司二便，居于下部地位。上，指肺藏而言。凡肺热叶焦不能通调津液，则为虚劳咳嗽而成肺痿。肺胃之气，逆而不降，阴阳不能下润宗筋，则足痿。所以治痿独取阳明。胃又为五藏六府之海，所以滋养一身，病则肺胃都不能清降，违反手太阴足阳明下行为顺之本职，上气喘促，呕吐哕逆，诸症蜂起，所以说都属于上，以肺居各藏最上部。

三、火五爻

【原文】

诸热瞀瘛[(1)]皆属于火；诸禁[(2)]鼓慄[(3)]，如丧神守，皆属于火；诸逆[(4)]冲上，皆属于火；诸躁[(5)]狂越[(6)]，皆属于火；诸病胕肿[(7)]疼酸[(8)]惊骇，皆属于火。

【词解】

（1）瞀瘛：瞀音见经络章，而其义不同，此处是指神识昏蒙的意思。瘛音制，抽掣的病叫瘛疭，也就是搐搦痉挛的意思。

（2）禁：噤同，就是说口不能开。

（3）鼓慄：鼓，指鼓起颔颐。慄，指战慄。

（4）逆：是从下向上的意思。

（5）躁：音燥，静的反面，就是躁扰不宁的意思。

（6）狂越：狂指妄乱，越指逾越常度，如登高而歌之类。

（7）胕肿：胕与跗通，即足背。跗肿，指足上肿。

（8）疼酸：就是酸疼。

【释义】

诸热是指一切热病。发热恶热瘟疫湿热者皆是，热邪入营分，则神识昏迷；筋脉被热邪熏灼，则缩扯不能自主，这都是属于火淫的病。《阴阳应象大论》说："热生火，在天为热，在地为火"，正是讲明热邪属火的道理。严重的外感风寒，在初起时，有恶寒战慄的症状，但无心神不安的现象，若咬紧牙关，恶寒战慄，而精神又不能主持，如丧失神守的，此则内热外寒，火性就燥，卫外之阳，凑入于内所致，即热极生寒，重阳必阴之义，所以谓之属火。不顺的叫作逆，凡喘息呕吐，呃逆等类，都是冲逆之证，属于火的性能，这与五行中火焰上升相同。所以王冰认为是"炎上之性用也"。这是根据洪范火曰炎上而来的。不过上逆的症状，固然有因于火的，但非都属于火，也不过是其中之一种罢了。火邪亢胜，形成烦躁不安，但躁症也有阴躁，如"欲坐饮水，不得入口"。这在人体阴阳机转来说，是阴盛格阳，在症候判断上，是真寒假热，这就不能责之于火。若内外热盛，躁扰不安，加以情志妄乱，举动失常，如登高而歌，弃衣而走，妄言骂詈，不避亲疏，此阳明热盛，及于四末。《内经》里常把火热作为互词，如前面所说的诸热瞀瘛，皆属于火，狂越和瞀瘛，症状虽不同，但原因还是一样。凡病足部发肿，疼而且酸，此酸字有实义，经云：肝木在味而酸，因为木能生火，不能克土，土不能制水，火又蒸之，则变酸味，是酸为湿与热合之味，知道酸所以致疼肿的道理，则治脚气就有办法了。乍惊乍骇，也是肝经木郁火发，神魂不藏的缘故。胕肿疼酸，到了严重的时候，也许有这种现象，所以说皆属于火。此三种病须合看，若专就单一症候说，则胕肿疼酸，属于寒湿的不少，惊骇不宁，属于虚热的也常见。

四、热四条

【原文】

诸胀⁽¹⁾腹大皆属于热，诸病有声鼓之如鼓⁽²⁾皆属于热；诸转反戾⁽³⁾水液浑浊⁽⁴⁾皆属于热；诸呕⁽⁵⁾吐酸⁽⁶⁾暴注⁽⁷⁾下迫⁽⁸⁾皆属于热。

【词解】

（1）胀：依刘河间注释作肿胀解。

（2）鼓之如鼓：前一个数字为动词，作敲字解。后一个鼓字为名词，作乐器中的鼓字解。

（3）转反戾：指左右扭掉。反，指角弓反张，戾，指如犬击户下，其为曲戾。

（4）水液浑浊：是指小便不清。

（5）呕：指干呕。

（6）吐酸：指肝藏菀热犯胃，或宿食未化，酿为酸腐所致。

（7）暴注：是突然泄泻如水流射。

（8）下迫：指里急后重的痢。

【释义】

肿胀腹大属热，这与热胀冷缩的道理是一样，《脉要精微论》说："胃脉实则胀"《本神篇》说："脾气实则腹胀，经（当作淫）溲不利。"这与本条因热而致，腹胀，也是一例的。不过《异法方宜论》说："藏寒生满病"。《经脉篇》说："胃中寒则胀满"。仲景《金匮》第十篇第三节说："腹满时减，复如故，此为寒，当与温药"。所以李东垣有"寒胀多热胀少"之说。由此可见因热而胀，只是腹胀原因的一种，不能概括全部。"鼓之如鼓"，胀而有声也，为阳气所逆，故属于热。这是张景岳的说法，在饮食过饱，或肥甘无度，停于中脘，传化迟滞，所引起的积热壅滞，多有此种症状。但此症也有属寒的，必须根据脉象及其他兼症，细心辨认。转、反、戾三字，是形容筋脉挛急的不同现象，在侧的叫转，属少阳经，在身后的叫反，属太阳经，在身前的叫戾，属阳明经，都是热邪熏灼所致。水道属三焦经，三焦决渎失职，则火菀而水液浑浊，但筋转反戾，也有属于寒的。便浊也有由于心肾不足的。经云：中气不足：溲便为之变。此亦不可不知。肝藏菀热犯胃，每每呕吐酸水，肠胃热甚而传化失常，火性疾速，每每突然泄泻如注，或下痢时，直肠及肛门，发生窘迫的感觉，是皆就热而言，亦属暴病，也有属虚，属寒，属湿，又当久病而出现此种症状的，宜临床而审察之。

五、湿风寒各一条

【原文】

诸痉⁽¹⁾项强⁽²⁾皆属于湿。诸暴⁽³⁾强直⁽⁴⁾皆属于风。诸病水液⁽⁵⁾澄切清冷，皆属于寒。

【词解】

（1）痉：音泾，是筋脉疆急的病症。

（2）项强：指颈项强直，不能转侧。

（3）暴：作猝然解。

（4）强直：强，指筋强，直，指体直而不能屈伸。

（5）水液：指呕吐泄泻所排出的液体。

【释义】

痉与项强，是筋脉拘急的关系，王冰说是太阳伤湿。因为太阳脉起于目内眦，上额交巅，入络脑，还出别下项循肩背，病则项背强而恶寒。是太阳经病，六淫皆从而伤其经脉。不仅风寒暑燥火热能致津枯，湿邪亦能成痉，湿而兼热的，蕴伏过久，失于宣泄，能使津液受烁，湿而兼寒的，以结既深，营卫阻滞，引起筋脉强硬，所以吴鞠通说六气皆能致痉。湿为浊邪，最善弥漫三焦，上蔽清窍，内蒙膻中，故湿久致痉者多，本条诸字皆字，都应该活着。突发的病，由风而生者多。如筋强体直，不能屈伸，多属阳热内郁而暴发的内风所致。未可轻换风药，既风益燥，而招致外风，此与上条因湿而成的诸痉项强，迥不相同，不可不辨。上而呕吐，下而泄泻，都叫作水液，不论是什么病，假使澄清透明，稀疏淡薄没有酸腐臭秽的水液，都属于寒，如秋冬寒冷，水必澄清，是其明症。

按： 病机十九条内分五藏与上下及风寒湿各一，火则有五，热则有四，凡居全数之半，因临证统计，发于火热的病，与病而现火热的证，实占多数。刘完素遂专就本节经文，加"诸涩枯涸，干劲皴揭"，皆属于燥一条，写成原病式二万余言，也多生于火，实由当时处境使然。不过六淫伤人，错宗复杂的占多数，纵令单纯属于火，或热或寒，也就注意真假和虚实，若不细心审辨，徒诵经文饰过，则万可不行。

第二节　百病始生邪分三部

【原文】

[灵枢·百病始生] 夫百病之始生也，皆生于风雨寒暑，清湿喜怒。喜怒不节则伤藏，风雨则伤上，清湿则伤下，三部之气所伤异类，愿闻其会。曰：三部之气各有不同或起于阴或起于阳，请言其方，喜怒不节则伤藏，藏伤则病起于阴也。清湿袭虚则病起于下，风雨袭虚，则病起于上，是谓三部，至于其淫泆[1]不可胜数。

【词解】

（1）淫泆："泆"音逸。"淫泆"是浸淫流泆的意思。

【释义】

此段概论百病的发生原因和受邪的部位。百病的发生，一般不外风雨寒暑清湿和喜怒不节。喜怒不节就伤人的藏器，风雨就伤人的上部，清湿就伤人的下部。不过以部位说是有所不同，但其气则有相同之处。喜怒不节，是五志病与论内伤，藏总之是属于阴。清湿袭虚，是阴邪在表则病起于下。风雨袭虚，是阳邪在表则病起于上，总之在表者皆属于阳。邪气伤人，开始只此三部，至其浸淫流注，那就不可胜数了。

【原文】

愿卒闻其道。曰：风雨寒热，不得虚邪⁽¹⁾不能独伤人，卒然逢疾风暴雨而不病者，盖无虚，故邪不能独伤人。此必因虚邪之风，与其身形，两虚相得，乃客其形。两实相逢，众人肉坚。其中于虚邪也，因于天时，与其身形，参以虚实大病乃成。气有定舍，因处为名，上下中外，分为三员⁽²⁾。

【词解】

（1）虚邪：解是摄生类第二节。

（2）三员：指内外三部而言。

【释义】

此段说明正气虚弱为感受虚邪的原因。风雨寒热之邪，本能伤人，但是人的抵抗力强，邪气就不能单独的伤人了。试看有的人，仓卒之间，逢着疾风暴雨，而其人仍依然无恙，这就是正气不虚，单独的外界虚邪不能伤人的证明。由此而知人之感邪与否，必视其当时有无虚邪之风，与人的身形的虚实，来看决定。如果天时有虚邪之风，人的正气又虚弱，这是两虚相合，邪气就要侵袭人体了。如果风是长养万物的实风，人的正气也充实，肌肉坚壮，外邪就不能侵入为病了。由此可见形体感受外邪，必因天时与其身形，邪气既感，人体又虚，大病就要形成了。邪气客于人体，有一定之处，因邪所会之处，属某经则名为其病，所以有上下中三部之分。

【原文】

是故虚邪之中人也，始于皮肤，皮肤缓则腠理开，开则邪从毛发入，入则抵深，深则毛发立则淅然，故皮肤痛。

【释义】

此段以下共七段论阳邪感人的传舍次序。外界虚邪伤人必然由外入里，所以从皮肤开始，乘虚则皮肤弛缓腠理不密，邪气因之从毛发的孔窍袭入，由于邪气在表，所以出现毛发竖立。洒淅恶寒的症状，寒邪伤卫，血气凝滞所以皮肤为痛。

【原文】

留而不去，则传舍⁽¹⁾于络脉，在络之时，痛于肌肉，其痛之时息，大经乃代。

【词解】

（1）传舍：走散停留。

【释义】

邪在皮肤，当泄于外如其逗留不解，则渐次深入传舍于绝脉，以致肌肉发痛，如肌肉之痛有时止息，是邪将去络深入有大经代受的现象。

【原文】

留而不去，传舍于经，在经之时，洒淅⁽¹⁾喜惊。

【词解】

（1）洒淅：恶寒貌。

【释义】

络脉的病邪不从外解，则传于经脉，邪传经脉病仍在表，故见恶寒症状，经脉内连藏府。邪扰阳明，故见惕然喜惊。

【原文】

留而不去，传舍于输，在输之时，六经不通，四肢，则肢节痛，腰脊乃强。

【释义】

输即藏府的经隧，主转输血气，通行津液，在经的邪气不从外解，则传于输脉，以致六经的经气不通，四肢关节痛，腰脊强硬不舒。

【原文】

留而不去，传舍于伏冲⁽¹⁾之脉，在伏冲之时，体重身痛。

【词解】

（1）伏冲：冲脉伏行腹内深处，所以称为伏冲之脉。

【释义】

邪在输脉不从外解，则传入伏行深部的冲脉，冲脉起于胞中，拟脐上行，至胸中而散，充肤热肉，濡养筋骨，冲脉为病，所以发生为重体痛的症状。

【原文】

留而不去，传舍于肠胃，在肠胃之时，贲响腹胀，多寒则肠鸣飧泄食不化，多热则溏出糜。

【释义】

留于冲脉的邪气，不从外解，则传于肠胃，显现奔迫的响声，和腹部膨胀的症候，寒多则水谷不分，则肠鸣飧泄，食物不化，热多，则浊垢下注，而溏其糜秽如泥。

【原文】

留而不去，传舍于肠胃之外，募原⁽¹⁾之间，留着于脉，稽留而不去，息而成积。

【词解】

（1）募原：连于肠胃的脂膜。

【释义】

肠胃的邪气，未从大便排出的部分，则停于肠胃之外连络肠胃的脂膜，留着于脉络与血气相合，则止于此而成积了。

【原文】

或着孙脉[1]或着络脉，或着经脉，或着输脉，或着于伏冲之脉，或着于膂筋[2]，或着于肠胃之募原，上连于缓筋[3]，邪气淫泆，不可胜论。

【词解】

（1）孙脉：络脉的细小者称孙脉。

（2）膂筋：膂音吕，膂内的筋称膂筋。

（3）缓筋：支别的柔筋。

【释义】

此段以下共八段论述邪气所着自外而内从上而下浸淫成积的症状。邪气稽留则附着成积，或着于肠胃的孙脉、络脉，或着于足阳明的经脉，或着于转输气血通行津液的输脉，或着于伏行行内的冲脉，或着于脊内的膂筋，或着于肠胃之间膜原和膜原相连的缓筋，邪气的浸淫散漫，无所不至，是无法胜数的。

【原文】

愿尽闻其所由然。曰：其着孙络之脉而成积者，其积往来上下，臂于孙络之居也。浮而缓，不能句[1]积而止之，故往来移行肠胃之间，水凑渗注灌[2]濯濯[3]有音，有寒则䐜胀满雷引，故时切痛。

【词解】

（1）句：句音钩，拘留的意思。

（2）凑渗注灌：凑音腠，凑聚渗泄注射灌溉的意思。

（3）濯濯：音浊，水流动声。

【释义】

邪气著于孙络所形成的积，则往来上下于肠胃之间。因为大小肠的络脉属于阳经，其脉浮浅弛缓，不能拘束积块留止于一处，所以往来移行肠胃之间，如果有水则凑聚泆注发出濯濯的流动声，如果有寒则腹胀满，雷鸣相引，时常发生切痛。

【原文】

其着于阳明之经，则挟脐而居，饱食则益大，饥则益小。

【释义】

足阳明经挟脐下行，所以邪着阳明经形成的积，则位于脐旁。阳明属胃，胃受纳水谷，所以饱食以后，积就现得大一些，饥饿时积就现得小一些。

【原文】

其着于缓筋也，似阳明之积，饱食则痛，饥则安。

【释义】

缓筋布于腹内，邪气留着缓筋所形成的积。与阳明的积相似，饱食则大，故腹痛，饥饿则小，所以感到安静不痛。

【原文】

其着于肠胃之募原也，痛而外连于缓筋，饱食则安，饥则痛。

【释义】

所着肠胃的募原所形成的积，外连缓筋作痛，饱食后肠胃充实，故安静不痛，饥饿则肠胃空虚，故疼痛发作。

【原文】

其着于伏冲之脉者，揣之应手而动，发手则热气下于两股，如汤沃之状。

【释义】

冲脉之下行者，出于气街循阴股内廉入腘中，由于邪着冲脉，所以用手指按股间应手而动，放手则热气下流两股，像热汤浇上一样。

【原文】

其着于膂筋在肠后者，饥者积见，饱则积不见，按之不得。

【释义】

膂筋位于脊内肠后，邪气留着膂筋形成的积，饥饿时用手切按，可得，饱食以后肠内食物充满，积被遮蔽，则切按不易触及。

【原文】

其着于输之脉者，闭塞不通津液不下，孔窍干壅。此邪气之从外入内从上下也。

【释义】

输脉为通行津液的隧道，邪气留着输脉，则脉道闭塞不通，津液不行，以致皮肤毛窍干燥而壅塞。这是邪气"起于阳者"循着自外入内从上至下的规律发展的。

【原文】

积之始生，至其已成套何？曰：积之始生，得寒乃生，厥[1]乃成积也。

【词解】

（1）厥：即气逆。

【释义】

此段论积的发生和形成的原因。积的开始发生，必须由于寒，而其所成，则由气逆不顺。

【原文】

其成积奈何？曰：厥气生足悗[1]悗生胫寒，胫寒则血脉凝涩，血脉凝涩则寒气上入于肠胃，入于肠胃则䐃[2]胀，䐃胀则肠外之汁沫迫聚不得散，日以成积。

【词解】

（1）悗：音闷，肢节痛滞不利的意思。

（2）䐃：音正，"䐃胀"即胀满的意思。

【释义】

此段论寒气逆于下所形成的积。寒气逆于下，故下肢闷然痛滞而不疏利，以致胫寒，血脉凝涩相继发生，寒气自下而上则入于肠胃，肠胃寒则阳气不化而胀满，肠外的汁沫亦结聚不散，因循日久则逐渐成积。

【原文】

卒⁽¹⁾然多食饮则肠满。起居不节，用力过度则络脉伤，阳络伤则血外溢，血外溢则衄⁽²⁾血，阴络伤则血内溢，血内溢则后血，肠胃之络伤则血溢于肠外，肠外有寒汁沫与血相搏，则并合凝聚不得散，而积成矣。

【词解】

（1）卒：音促，义同猝，仓卒的意思。

（2）衄：音扭，凡血上出七窍，外出肌肤统称衄血。亦有专指鼻出血为衄血。

【释义】

此段论饮食，起居失节所形成的积，暴饮多食，肠胃运化不及，则肠满汁溢于肠外，以致与寒气血液结聚形成积块，或起居失节，用力过度则络脉伤，阳络受伤则血从外溢而成衄血，阴络受伤则血从内溢出于后阴而为大便血，如肠胃络脉受伤，则血溢于肠外与寒气，汁沫相合，凝聚不散因而成积。

【原文】

卒然外中于寒，若内伤于忧怒则气上逆，气上逆则大输⁽¹⁾不通，温气不行，凝血蕴裹而不散，津液涩渗，著而不去，而积皆成矣。

【词解】

（1）输：音俞，与俞、腧通。

【释义】

此段论情志内伤而挟寒所形成的积。寒邪猝中于外，忧怒复伤其内，气因寒邪而上逆，则六经的腧穴不通，温热肉的卫气不行，津液渗利液涩，血液凝聚蕴结不散，以致津与血留著不去因而成积。

【原文】

其生于阴者奈何？曰：忧思伤心，重寒⁽¹⁾伤肺，忿怒⁽²⁾伤肝，醉以入房，汗出当风伤脾，用力过度，若入房汗出浴则伤肾，此内外三部之所生病者也。

【词解】

（1）重寒：重复受寒。

（2）忿怒：忿恨恚怒。

【释义】

此段说明病生于阴，由于情欲伤藏所致。心藏神忧思则心神受伤，肺合皮毛，肺藏恶寒，形寒饮冷两寒相感，则肺受伤，肝志怒，忿怒气逆则肝受伤，醉以入房则湿邪乘虚内入，汗出当风则水湿不得外越，以致湿伤脾土，肾主骨主藏精，用力过度或入房后汗出浴体则伤肾。从第一段至此段系阐明喜怒伤藏，风雨寒暑伤上，清湿伤下，所发生的疾病。

【原文】

黄帝曰：善。治之奈何？岐伯曰：察其所痛，以知其应，有余不足，当补则补，当泻则泻，毋逆天时是为至治。

【释义】

此段论治积的大法。从疼痛的部位，以审察病邪的所在，从证候的外应，以知所属的经脉如邪著冲脉则热气下于阴股之类，实者应泻，则用泻法，虚者当补，则用补法，分辨虚实病情，随着天时的阴阳，才是至当的治法。

按： 风雨寒暑清湿为外感六淫，喜怒不节为情志内伤，病因虽多总不出外感内伤两途，风雨属阳邪，其乘虚袭人则伤形体的上部，清湿属阴邪，其乘虚袭人则伤形体的下部，喜怒不节属情志内伤，其为病则伤内藏，受病的部位虽多，总不出上下内外三部，人身的阴阳，外为阳，风雨寒暑清湿侵犯形体的外表，其为病则起于阳；内为阴，情志内伤五藏，其为病则起于阴，疾病的侵淫流泆虽不可胜数，但总不出阴阳两类。这是与人按发病原因和受邪部位，归纳疾病的方法，为《金匮要略》和《三因方》的三因学说，奠定了基础。

本节论病起于阳的外感，"两虚相得"为发病的原因，由外入里，为病邪的传变规律，"著而成积"为外邪失治传里的结果。并着重阐明寒邪外入，厥气内逆为积的生成原因。论病起于阴的内伤，则由情志，饮食，起居等因素所构成。最后指出医者必须顺着四时阴阳，掌握虚补实泻的治法。学习本节经文后，对疾病的生成可获得一定的认识。

第三节　邪之中人阴阳有异

【原文】

［灵枢·邪气藏府病形］邪气之中人也奈何？曰：邪气之中人高也。高下有度乎？曰：身半以上者邪中之也。身半以下者，湿中之也。故曰：邪之中人也无有常，中于阴则溜[(1)]于府，中于阳则溜于经。

【词解】

（1）溜：音留去声。

【释义】

此段论邪气中人，有中阴经和中阳经的不同。邪气皆风满寒暑而言，风雨寒暑为天之邪气，身半以上属阳，所以风雨寒暑的邪气多中形体的上部，湿邪为水土之气，身体以下属阴，所以多为湿邪所中。但邪气中人并不是一成不变的，或中于阴经，或中于阳经，中于阴经的，则流入大府，中于阳经的，则仍流行于本经。

【原文】

阴之与阳也异名同类，上下相会，经络之相贯，如环无端，邪之中人，或中于阴，或中于阳，上下左右，无有恒常，其何故也？曰：诸阳之会，皆在于面，中人也方乘虚时，及新用力，若饮食汗出，腠理开而中于邪，中于面则下阳明，中于项则下太阳，中于颊则下少阳，其中于膺[(1)]背两胁，亦中其经。

【词解】

（1）膺：音因，胸部两旁称膺。

【释义】

此段论邪气中于阳经则留于本经。阴经与阳经名称上虽有差异，但经络环绕周身，上下相会，互相连贯，如环无端，本原同类。而邪气中人，有中于阴的，有中于阳的，上下左右部位没有一定是什么缘故，手足六阳经的经脉，均聚会于头面，当人用力劳作，或进饮食，以致汗出，腠理疏松，则邪气乘虚中人，足三阴经的经脉，从头走足阳明经行身的前面，太阳经行身的背面，少阳经行身的侧面，如果邪中于面，则自胸腹下行于阳明经，邪中于项，则自脊背下行手太阳经，邪中于颊，则从胁肋下行于少阳经，着邪气中行膺背和两胁下，各随之而中其所属之经。

【原文】

其中于阴奈何？曰：中于阴者，常从臂⁽¹⁾胻⁽²⁾始，夫臂与胻，其阴皮薄，其肉淖⁽³⁾泽，故俱受于风，独伤其阴。

【词解】

（1）臂：音背，由肩至腕为臂。

（2）胻：音杭，足胫称胻。

（3）淖：音闹，"淖泽"柔润的意思。

【释义】

此段论邪中阴经多以臂胻袭入。手臂，足胫的内侧为手足三阴经所经过的部位，由于该处皮薄，肌肉柔润，不耐外邪侵袭，所以人体遇到外邪的时候，多中于此而伤其阴经。

【原文】

此故伤其藏乎？曰：身之中于风也，不必动藏，故邪入于阴经则其藏气实，邪气入而不能容，故还之于府，故中阳则溜于经，中阴则溜于府。

【释义】

此段论邪中阴经，藏气尚实者，则邪溜于该经的府。风邪中于人体的三阴经，不一定内传五藏。手足三阴经本系藏络府，风邪虽中阴经，但藏气坚实的人，邪不能容，未必动藏，则还之于府。所以说邪中阳经，则流行于本经，邪中阴经，则流于所络的府。

按：阳经受邪，由于用刀，饮食汗出腠理开，阴经受邪由于皮薄，肌肉淖泽，这说明外邪伤人，或当卫外空虚的时候，或乘形身薄弱的处所，总不外因虚而袭。中于阴经，邪气流入所络的府，而不流入本经所属的藏，因藏气尚实的缘故，邪气中于阳经，仍流行于本经，而不流入本经所属的府，则其人正气实不待言，可见邪气中人，浅在经络，深入府藏，未有不因于虚。

第四节 邪变无穷

【原文】

［灵枢·刺节真邪论］有一脉生数十病者，或痛或痈，或热或寒，或痒或痹或不仁，变化无穷，此皆邪气之所生也。

【释义】

此段叙述。一经发生的疾病多至数十种，都是由于邪气所产生。

【原文】

气者有真气，有正气，有邪气，真气者所受于天，与谷气并而充身者也，正气者，正风也，从一方来，非实风，又非虚风也，邪风者，虚风之贼伤人也，其中人也深，不能自去，正气者，其中人也浅，合而自去，其气来柔弱，不能胜真气，故自去。

【释义】

此段论气有真气正气邪气三种之分，并说明其性质。真气禀受于先天，即人身的元气，与后天水谷的精气合并，充满于形体，正气即正风，从一方来，如春天的东风，夏天的南风，秋天的西风，冬天的北风，此风既不同于实风，又不同于虚风；邪气即虚风，又称虚邪，虚风从对冲的方面来，如太乙君子，风从南方来，则火反胜水，主杀害万物，为伤人的风，中人则伤害形身的深处，风邪与真气相合，因真气不能胜邪气，以致邪气不能自去，正风中人很浅，即与真气相合亦必自去，这是由于气来柔弱，不能胜真气的缘故。

【原文】

虚邪之中人也，洒淅动形，起毫毛而发腠理，其入深，内搏于骨则为骨痹，搏于筋则为筋挛，搏于脉中则为血闭，不通则为痛，搏于肉，与卫气相搏，阳胜者则为热，阴胜者则为寒，寒则真气去，去则虚，虚则寒，搏于皮肤之间其气来行则为痹，其气外发，腠理开，毫毛摇，气往来行则为痒，留而不去则痹，卫气不行则为不仁。

【释义】

此段论虚邪中人表里，所发生各种不同的病状。虚邪中人形身，受病的开始，则洒淅恶寒，振动其形毫毛竖立腠理开泄，及至深入，则内搏于骨，发生骨痹为痛，内搏于筋，发生筋脉挛急，内搏于脉中则为血脉闭塞，不通，则发生痛肿，搏于肌肉，与卫气相合，阳邪盛则为热，阴邪盛则为寒，寒则真气去而阳虚，阳虚则阴寒搏于皮肤之间邪气在表向外发泄，以致腠理不密，毫毛动摇，或邪气往来流行为痒；或邪气留止不去，痹而为痛；或胃气受伤虚而不行而为麻木不仁。

【原文】

虚邪偏客于身半，其入深，内居荣卫，荣卫稍衰则真气去，邪气独留，发为偏枯[1]；其邪气浅者，脉偏痛。

【词解】

（1）偏枯：半身偏废不用。

【释义】

此段论虚邪偏客于身半。其深则为偏枯，浅则为偏痛的分别。邪气偏中于形身，深的则邪留荣卫荣卫逐渐衰弱，真气失散，邪气独留，发生偏枯的疾病，浅的，则搏于络脉，发生半身偏废。

【原文】

虚邪之入于身也深，寒与热相搏，久留而内著，寒胜其热则骨疼肉枯；热胜其寒，则烂肉腐肌为脓，内伤骨为骨蚀[1]。

【词解】

（1）蚀：音食。"骨蚀"谓邪深侵蚀及骨。

【释义】

此段论虚邪留著于内，发生骨疼肉枯，肉烂肌腐骨蚀的疾病，邪中于外则寒，气蓄于内多热，寒热相搏，久留不去，附著于内，寒邪胜的则伤阳而为肉枯、骨疼，热邪胜则伤阴而为腐烂肌肉为脓，更深的内伤于骨，而为骨蚀。

【原文】

有所结中于筋，筋屈不得伸，邪气居其间而不反，发为筋溜。

【释义】

此段论虚邪流注于筋，发生筋溜的疾病。病有起于筋的，其初著于邪则筋脉挛缩不能伸直，若邪气久留不去，则有所流注而结聚于筋，成为筋溜。

【原文】

有所结气归之，卫气留之不得反，津液久留，合而为肠溜。

【释义】

此段论虚邪流注于肠间，发生肠溜的疾病。邪有所结，此必随之，故邪气结于内，卫气亦留于内而不得出，以致津液聚于中，流注于肠间，成为肠溜。

【原文】

久者数岁乃成，以手按之柔，已有所结，气归之，津液留之邪气中之，凝结日从易甚连以聚居为昔瘤⁽¹⁾。

【词解】

（1）瘤：音留，血聚为瘤。"昔瘤"，谓瘤的形成历时很久。

【释义】

此段论虚邪入内结聚日久成昔瘤。历时久远的昔瘤，是经过数年的时间形成的，当虚邪结聚的初期，以手按之虽尚柔软，但以有所结，及至日久，其气为之而不行，津液留聚之而不散布，又有邪气中之，则凝结易至于日甚，日渐遂至，相连而聚居于内结成昔瘤。

【原文】

以手按之坚，有所结，深中骨，气因于骨，骨与气并，日以益大，则为骨疽。

【释义】

此段论虚邪结聚于骨，发生骨疽的疾病。以手按之而坚硬，有所结聚其深中骨是邪气，附着于骨，而然骨与气并聚，其结日益增大，则为骨疽。

【原文】

有所结，中于肉，宗气归之，邪留而不去，有热则化为脓，无热则为肉疽。凡此数气者，其发无常处，而有常名也！

【释义】

此段论虚邪结于肉，或为脓，或为肉疽的疾病。邪气结聚于肉，则流行其间的宗气与之合并留著于肉而不去，如属热邪，则肌肉腐化为脓，如无热邪则形成粉浆状的肉疽。以上所述虚邪流注结聚形成的几种疾病，其发生没有一定的处所，但按性状浅深，却都有它一定的名称。

按： 虚邪贼风，善行数变，及至侵入形体以后，或内搏而发生骨痹，筋挛，痈肿，寒热，瘙痒，不仁，或偏客身半，发生偏枯，偏痛，或深入留著不去，发生骨痛，肉枯烂肉腐肌，骨蚀，或流注结聚，发生筋溜，昔瘤，骨疽，肉疽，还说明虚邪为病变化无穷。但是病症的浅深，病情的轻重与病积的久暂，病邪的微甚是互为因果的，我们只要抓住这一关键，疾病的变化，未尝不以掌握。

第五节　五藏病传之次与传化不以次

【原文】

［素问·玉机真藏论］风者百病之长也。今风寒客于人，使人毫毛毕[1]直皮肤闭而为热，当是之时，可汗而发也。

【词解】

（1）毕：当尽字讲。

【释义】

风为六淫之首，善行而数变，所以说风为百病之长，风寒客于皮肤，则玄府闭密，所以毫毛尽直，寒来于外，则阳气无可疏泄，所以怫郁而为热，《阴阳应象大论》说"善治者治皮毛"，在这个时候本可用发汗的方法治疗。

【原文】

或痹，不仁，肿痛，当是之时，可汤熨及火灸刺而去之。

【释义】

假使不以汗解，则风寒之邪，就要入于经络，或发生诸痹麻木，肿痛诸症状，在这个时后，可用汤洗，热敷，及火罐艾灸针刺的方法来祛散。

【原文】

弗治，病入舍于肺，名曰肺痹，发咳上气。

【释义】

于此而不治，则风寒从表入藏，必先于肺，因为肺合皮毛，为藏之长，《宣明五气论》说，邪入于阴则痹，所以肺受风寒，则病为肺痹，痹者闭也，肺气不利，则发为咳，咳则喘息，故为上气。

【原文】

弗治，肺即传而行之肝，病名曰肝痹一名曰厥。胁痛出食，当时之时，可按若刺耳。

【释义】

当肺痹的时后，失于治疗，肺即传其所胜而行之肝是为肝痹，肝气善逆故一名为厥，胁乃肝之部分，故逆于胁下而为痛，厥气犯胃，故食而复出，在这个时后，可用按摩及针刺的方法以治之。

【原文】

弗治，肝传之脾，病名脾风，发瘅，腹中热，烦心，出黄当此之时，可按可药可浴。

【释义】

当肝痹的时候，失于治疗，肝即传其所胜而行之脾，肝乃风木之邪贼伤脾土故名脾风，发而为瘅，马元合云：瘅者热也，吴鹤皋云：瘅，热中之名，所谓瘅成为消中是也，腹中热，热邪上蒸，则烦心，热邪下泄则溺出黄，此热在中土而病变，及于上下，这都是瘅的证状，在这个时候，可用按摩药饵汤浴诸方法以治之。

【原文】

弗治，脾传之肾，病名曰疝瘕。少腹冤热而痛，出白一名曰蛊。当此之时，可按可药。

【释义】

病瘅的时后，失于治疗，脾即传所胜而行之肾。土邪乘肾，气聚而不散，病名疝瘕，所以少腹冤热而痛，漫出白浊，冤热内结，消铄肌肉，如虫之食，日见损削，故一名曰蛊。在这个时候，可用按摩及药饵以治疗。

【原文】

弗治，肾传之心，病筋脉相引而急，病名曰瘛。当是之时可灸可药。

【释义】

病肾的时候，失于治疗，肾即传所胜而行之心。心主血脉，心病则筋脉相引而急，手足挛掣病名曰瘛，在这个时候，病本危急，但当可用灸用药以治之。

【原文】

弗治，满十日法当死。

【释义】

名两失而不治，满十日则天干一周，五藏生机皆息于法当死。

【原文】

肾因传之心，心即复反传而行之肺，发寒热，法当三岁死，此病之次也。

【释义】

若谓传于心，心主神明而不受邪，即复反传而行之肺，是于金火交争，金胜则寒，火胜则热，故发寒热，法当三岁死，凡风邪传偏五藏，应当即死，其所以不死的，因为元气未败，势优在缓。故肺复反受邪，再一岁则肺病及肝，二岁则肝病及脾，三岁则脾病及肾，三阴俱败，故当死，此五藏相传风寒客于人身而发病的次第。

【原文】

然其卒发者不必治于传。

【释义】

如肺病发寒热，乃是外邪暴至，那就不必以心藏传肺之法治之。

【原文】

或其传化有不以次，不以次入者。忧恐悲欢怒，令不得以其次，故令人有大病矣。

【释义】

风寒不治五藏相传，皆有次第，然其传化也有不依次第的，不依次而入，就是五志内伤，有感即发，令不得以次相传，而使人发生大病。

【原文】

因而喜大，虚则肾气乘矣，怒则肝气乘矣，悲则肺气乘矣，恐则脾气乘矣，忧则心气乘矣，此其道也，故病有五，五五二十五变，及其传化，传乘之名也。

【释义】

按张隐庵云肝当作肺，肺当作肝，悲当作思。张隐庵云：喜为心志，喜大则伤心，如外因于邪，始伤皮毛，内发于肺，肺因传之肝，肝传之脾，脾传之肾，其间因而喜大，则心气尽而肾气乘于心矣。怒则肝气伤而肺气乘于肝矣，思则脾气伤而肝气乘于脾矣，怒则肾气伤而脾气乘于肾矣，忧则肺气伤而心气乘于肺也，如一藏虚而受乘，即相传之五脏故病有五，五藏有五变及其传化，则五五二十五变矣，如喜大而肾气乘心，心即传之肺，肺传之肝，肝传之脾，脾传之肾，是五藏传化，亦各乘其所胜，故曰传者，乘之名也。

按： 传者是以此传彼，乘者是以强凌弱，本节先言风寒失治以表入藏，必先于肺，若再失治，则五藏依次而传，是言外感，次言其间也有不依次相传，因于忧恐悲喜怒，五藏相乘而发生大病的，是言内伤无论外感与内伤，都是相生者言，相克者凶，病则相传相乘，皆当及时于治，以益补救，否则迁延日久，予后多有不良。

第六节　藏府寒热相移

【原文】

［素问·气厥论］有五藏六府，寒热相移者何？

【释义】

五藏六府，一气运行，是环转不息的，兹有寒热互相移传之病，它的情况如何？原因安在呢？

【原文】

曰：肾移寒于脾，痈肿少气。

【释义】

五藏之气，以肾为本，如肾藏受寒，转移于脾，脾主肌肉，寒气能使气血凝涩，则壅为浮肿，寒盛则阳虚于下，阳虚则无以化气，故使人少气。

【原文】

脾移寒于肝，痈肿筋挛。

【释义】

脾藏受寒，转移于肝，肝受寒侵，则肝血凝聚，也壅闭而肿，壅肿则筋不柔和，故拘挛不舒。

【原文】

肝移寒于心，狂膈中[(1)]。

【词解】

（1）膈中：胸中阻塞不通。

【释义】

肝藏受寒，传其所生，心为阳藏，神处其中，寒运于心，则神乱而病狂，心脉出属心系，下隔，阳为阴逆，则气有不行，故中焦隔塞而不通畅。

【原文】

心移寒于肺，肺消，肺消者，饮一溲二，死不治。

【释义】

心藏受寒，转移于肺，肺气不温，就不能蒸化津液以上升，则为肺消，什么叫作肺消，是饮水一分而溲则倍之，使肺气日渐消索，门户不禁，本元日亏，故死不治。

【原文】

肺移寒于肾，为涌水，涌水[(1)]者，按腹不坚，水气客于大肠，疾行则鸣濯濯[(2)]如囊裹浆，水之病也。

【词解】

（1）涌水：涌同湧，湧水，谓水势泛滥，如泉湧出。

（2）濯濯：水激荡的声音。

【释义】

肺藏受寒，转移于肾，肾藏受寒，则阳气不化于下，阳气不化，则水泛为邪而为湧水，湧水的现象，是按其腹部，不甚坚硬，但因水气侵犯大肠，疾行则肠鸣，濯濯有声，好像中裹水浆一样，这就是涌水的症状。

【原文】

脾移热于肝，则为惊衄[(1)]肝移热于心，则死。心移热于肺传为离消⁽²⁾，肺移热于肾，传为柔痉⁽³⁾，肾移热于脾，传为虚，肠澼，死不可治。

【词解】

（1）衄：鼻出血。

（2）鬲消：谓鬲上焦津液消耗成为消渴。

（3）柔痉：柔谓筋柔无力，痉谓骨痉不随，柔痉是痉病之一种。

【释义】

肝藏血，主惊骇，脾移热于肝，则风火交作，故为惊衄，心本属火，而肝又移热于心，木火燔灼，犯及君主，故为死候；肺属金，其化本燥，心又移热于肺，而燥愈甚，津液被灼，则高上焦烦，饮水多而善消；肾主骨，肺移热于肾，则真阳日渐消亡，筋骨不能得到营养，则骨痉强而不举，筋柔缓而无力；脾土所以制水，今脾土不能制水，而肾反移热以与之，脾阴被灼，久之而成虚损，热盛则利脓血而为肠澼，此土绝水竭，故死不可治。

【原文】

胞移热于膀胱，则癃，溺血，膀胱移热于小肠，鬲肠不便上为口糜。小肠移热于大肠，为虙瘕⁽¹⁾，为沈，大肠移热于胃，善食而瘦，又谓之食亦⁽²⁾。胃移热于胆，亦曰食亦，胆移热于脑，则辛頞⁽³⁾鼻渊。鼻渊者，浊涕下不止也，使为衄衊，瞑目。故得之气厥也。

【词解】

（1）虙瘕：虙同伏，瘕是腹中积块沈伏在里，故称虙瘕。

（2）食亦：作倦怠解，虽善食但为反消瘦倦怠无力。

（3）辛頞：頞是鼻梁，辛頞是鼻梁里面有酸辣的感觉。

【释义】

血海居于膀胱之外，叫作胞中，胞移热于膀胱，膀胱为津液之府，热灼津液，则小便不利为癃，甚则为溺血。小肠之脉，抵骨循咽，又循颈下颊，今膀胱移热于小肠，则鬲塞于肠，不得便利，其热必薰蒸发越于上，则口内生疮而糜烂；大肠居小肠之下，小肠移热于大肠，则热结不散，或气或血，留聚于曲折之处，而发虙瘕沈滞；胃主受纳水谷，大肠移热于胃，燥热之气上行，故消谷善食，阳明主肌肉，燥则津液不生，故虽能食，而肌肉亦渐消瘦，又叫作食亦；胆为中精之守，胃移热于胆，胆受大热，精汁不布，故亦当善食而瘦，也叫作食亦。脑为髓海，胆脉上抵头角，头角通于巅，巅通于脑，脑又通于颏，胆移热于脑，则颏中有辛酸的感觉，鼻液于渊之流不止，鼻渊不止，则传为衄衊，失血过多目无所养，所以羞明恶日而喜瞑合。五藏寒热相移，及六府移热，都是由于气厥而致。

按： 寒热之邪，舍于藏府募原之宿，内外相乘则为往来寒热之疟疾，如果久而不解，则藏之寒热，可以传移于藏府之热，可以传于府，此一藏气有病，即可影响于彼一藏器，其症状的轻重，虽有不同，要皆由于气不顺其常道转相移并，逆而为患所致。

第七节　五藏之伤

【原文】

［灵枢·邪气藏府病形］愁忧恐惧则伤心[1]。

【词解】

（1）《素问遗篇本病论》云：忧愁思虑即伤心，饮食劳倦即伤脾，久坐湿也，强力入水即伤肾，恚怒气逆上而不下即伤肝，惟阙伤一项，与本节稍异。

【释义】

心藏神，愁忧惧则神怯，所以伤心。

【原文】

形寒寒饮则伤肺，以其两寒相感，中外皆伤，故气逆而上行。

【释义】

肺合皮毛，形寒饮冷则内外皆伤于寒，《素问·欬论》云："其寒饮食入胃则肺寒，肺寒则外内合邪，和本文相同。今人仅知形寒为外伤于寒，而不知饮冷为内伤于寒，两寒相感，内外皆伤，所以气逆而上行，在表则为寒热疼痛，在里则为喘欬呕哕并病。

【原文】

有所堕坠，恶血留内，若[1]有所大怒，气上而不下，积于胁下，则伤肝。

【词解】

（1）若：作及字解。

【释义】

肝藏血，其志为怒，其经行于胁下，所以堕伤则恶血留内，即指肝藏所主腹胁之内。

【原文】

有所击仆，若醉入房，汗出当风，则伤脾。

【释义】

脾主肌肉，有所击仆，不仅肌肉受伤，气血停滞，致转而邪实当下之证，即醉饱入房，汗出当风，也是伤脾重证。

【原文】

有所用力举重，若入房过度，汗出浴水，则伤肾。

【释义】

《素问·厥论》已经详叙，肾主精与骨，用力举重则伤骨，入房过度则伤精，汗出入水则狂其本藏，故所伤在肾。

按：《百病始生》：忧思伤心，重寒伤肺，忿怒伤肝，醉以入房，汗出当风伤脾，用力过度，若入房汗出浴则伤肾，与本节所录，详略有别，其实相同，其治当按其有余和不足以施补泻，毋违自然气候，针灸汤液均足奏效。

第八节　五实五虚

【原文】

[素问·玉机真藏论] 脉盛、皮热、腹胀、前后不通，闷瞀，所谓五实[1]。脉细、皮寒、气少、泄利前后，饮食不入，此谓五虚[2]。

【词解】

（1）实：为邪气实、邪结于中，升降道塞，表里不得宣泄，故因实而致死。

（2）虚：为正气虚、脉细皮寒、阳虚气变、泄利前后、肝脾郁陷，气少不食，肺胃俱败，故因虚而致死。

【原文】

浆粥入胃，泄利止，则虚者活[1]。身汗得后利，则实者活[2]。

【词解】

（1）虚者活：胃不逆则能纳食，脾不陷则便自调。中气续复，四维自治，故虚者得活。

（2）实者活：得汗则表泄，得后则里和，邪滞一通，升降旋运，故实者可活。

【释义】

本节五实五虚，王冰谓分主五藏、全元起谓饮粥得入于胃，胃气和调，其利渐止，胃气得实，虚者得活，实者得汗外通，后得便利，自然调平。

按： 脉见真藏而无胃气则死，证虽危甚，得胃气则生，故治病当从胃气为本。

第九节　五逆缓急

【原文】

［灵枢·玉板］诸病皆有顺逆，可得闻乎？曰：腹胀，身热，脉大，是一逆也。腹鸣而满，四肢清泄，其脉大，是二逆也。衄而不止，脉大，是三逆也。咳且溲血脱形，其脉小劲，是四逆也。欬脱形，身热，脉小以疾，是谓五逆也。如是者，不过十五日而死矣。

【释义】

凡一切疾病都有顺逆的不同，而逆证的变化又有缓有急，此段是论五逆的缓证，如为发热、脉象大，而加以腹胀，此是表里的邪气俱盛，是为一逆。腹中鸣且满，四肢清冷又兼后泄，此为阴症，其脉又大，是脉与症相反，是为二逆。衄血不止，是病在阴分，其脉大为阳，阳虚阴实，是为三逆。在上为咳嗽，在下为溲血，而且形肉脱，是正气已衰，加之脉小而急，为邪气仍在，邪正不能相当，是为四逆。其声失，其形脱，其身热，此真阴已亏，火邪正盛，而脉细小疾数，是邪气盛，正气衰的证候，此为五逆。根据以上的逆形，结合气后的变化十五日交一节，而一节之更，时移气易，客强主弱，则不能胜，所以不过十五日而就要死了。

【原文】

其腹大胀，四末清，脱形泄甚，是一逆也，腹胀便血，其脉大，时绝，是二逆也。欬，溲血，形肉脱，脉搏，是三逆也。呕血胸满引背，脉小而疾，是四逆也。欬呕腹胀，且飧泄，其脉绝，是五逆也。如是者，不及一时⁽¹⁾而死矣。

【词解】

（1）不及一时：李念莪云：不能周一日之时也。

【释义】

此论五逆的急证，如腹大而胀，四肢清冷，形肉既脱，而泻泄又甚，此脾元败而阳气去，故为一逆。腹胀于中，便血于下，而脉又大，并且有时绝而不至，此为脉阳将脱之后，故为二逆。上咳嗽，下溲血，此为气血俱病，加以形肉脱者败在脾脉，又搏击者败在胃气，故为三逆。呕血胸满而引于背，因藏气连于背的缘故，脉固宜小，而见细小疾数，则为真气大亏，故为四逆。上为欬呕，中为胀满，下为飧泄，三焦俱病，六脉已绝，此为有邪无正，故为五逆。像这样的症状脉象，是逆证中的最急者，其生命无力再延续周一日的时后了。

按：本节是就五逆分缓急，决定死期，推求原因，属于缓者是为表里邪盛，脉证相反，阳实阴虚，邪盛正衰，属于急者为脾胃气败，孤阳将脱，真无大亏，有邪无正，急者根本已坏，无法挽回，缓者之中，若能细心体认，施治得宜，尚有可以转危为安者，医者不得援引经文，决其必死，而漠不关心。

第十节　十二经终见证

【原文】

［素问·诊要经终论］太阳之脉，其终⁽¹⁾也戴眼⁽²⁾，反折⁽³⁾，瘛疭⁽⁴⁾，其色白，绝汗乃出，出则死矣。

【词解】

（1）终：张景岳云：气尽之谓。

（2）戴眼：是目珠仰视而不能转。

（3）反折：当作背强反张讲。

（4）瘛疭：音炽纵，即手足抽掣。

【释义】

手太阳的脉，至于目内眦，足太阳的脉，起于目内眦，所以太阳经气尽的时后，目珠不转而仰视，太阳行身之背，故背强反张，手太阳的脉，循臂上肩，足太阳的脉，贯臀入腘，故手足抽掣，手太阳主液，膀胱又为津液所藏之处，血液内亡，则面色发白，津液外脱，则汗出如珠，叫作绝汗，绝汗出就要死了。

【原文】

少阳终者，耳聋，百节皆纵，目睘⁽¹⁾绝系，绝系一日半死，其死也先青，白乃死矣。

【词解】

（1）目睘：睘音琼，两目直视如惊的样子。

【释义】

手足少阳的经脉，都循于耳，经气尽，则耳聋失其听觉，少阳主骨，诸节都属于骨，所以遍骼骨松懈。手足少阳的脉，都至目锐眦，终则牵引入目，所以两目直视如惊，目系和眼株的关系断绝了，凡发现这种现象的，一日半必死，死时面色先变苍白，然后死亡。

【原文】

阳明终者，口目动作，善惊，妄言、色黄，其上下经盛，不仁则终矣。

【释义】

手阳明的脉，挟口，交人中。足阳明的脉，挟口、交承浆，又皆属于两目之下，所以经气尽的时后，口目动作，而牵引歪斜、《阳明脉解篇》说："闻木音则惕然而惊"，又说："使人妄言骂詈，不避亲疏"是易发惊恐与语言失常和为阳明病甚的所有的现象，面色发黄，是阳明之土气外呈，其经脉上下所过的部分，都躁动而盛是胃气已败，阳明主肌肉，周身麻木不仁，则为内绝而死亡。

【原文】

少阴终者，面黑，齿长而垢，腹胀闭，上下不通而终矣。

【释义】

心之华在面，阴经脉气尽的时候，面呈黑色，是肾气上泄，肾主骨，齿为骨之余，肾气竭则牙肉收削而似长，面齿不荣而似垢，肾开窍于二阴，下闭故腹胀。如是则心肾不交，上下否隔而死。

【原文】

太阴终者，腹胀闭，不得息，善噫，善呕，呕则逆，逆则面赤；不逆则上下通，不通则面黑，皮毛焦而终矣。

【释义】

脾主行气于三阴，肺主治节而降下，二经病，则升降之令不行，所以腹胀而闭塞，升降难，所以呼吸不利常常爱气和呕吐，呕则气逆、气逆则面赤，若气不上逆，则痞塞于中，故为上下不通则土不制水，故为面色发黑，土不生金，故皮毛枯焦而死。

【原文】

厥阴终者，中热嗌干，善溺，心烦，甚则舌卷，卵上缩而终矣。

【释义】

手厥阴心主之脉，起于胸中上属心，包络，足厥阴肝脉循喉咙入颃颡，厥阴木火之气欲绝，所以胸中发热咽喉干燥，肝气下泄，故时时小便，包络之气上炎，故心里烦躁，肝主筋，筋聚于阴者，而脉络于舌本，所以甚则舌为卷，囊缩而死。

按：手足六经，各分表里，是为十二，当病势严重的时候，藏府精气衰竭，不能荣于十二经脉，因此经脉气尽，表现出败坏的征象，医者咸感棘手，但在此可治与不可治之间，实为研究病理者最后之一步，不可忽视。

第十一节 三阴三阳发病

【原文】

［素问·阴阳别论］二阳⁽¹⁾之病发心脾，有不得隐曲⁽²⁾，女子不月⁽³⁾。

【词解】

（1）二阳：即阳明为胃与大肠。

（2）隐曲：隐蔽委曲之事，指房事言。

（3）不月：谓女子月事不以时下。

【释义】

二阳为胃与大肠本段所言，则独重在胃上，土籍火生，胃由脾运，心脾抑郁都能影响于胃，所以说二阳之病是发于心脾的，为什么在男子，则为房事不利，女子则为月事不以时下呢？二阳为水谷之海精血资之以生，今二阳既病，则无以化生精血，且宗筋会于冲而阳明为之长，阳明病则阳道外衰，所以男子不得隐曲，冲为血海，冲任之脉附于胃，胃病则冲任之血亦虚，所以女子当为不月。

【原文】

其传为风消⁽¹⁾传为息贲⁽²⁾者，死不治。

【词解】

（1）风消：谓风淫而肌肉消削。

（1）息贲：谓呼吸喘促。

【释义】

阳明受疾，久而传变，则肝木乘虚克土，肌肉日渐消瘦叫作风消，胃病则肺失所养，气息不利而奔迫叫作息贲，有一如此，乃死之惩，是不易治疗的。

【原文】

三阳⁽¹⁾为病发寒热，下为痈肿，及为痿、厥，腨痛⁽²⁾。

【词解】

（1）三阳：即太阳，指膀胱与小肠。

（2）腨痛：读着渊。腨，脚肚，痛，酸痛。

【释义】

三阳为膀胱与小肠，足太阳主一身之表，本寒而标热故发寒热，其脉从头下背，贯臀入腘，循腨抵足，故下为痈肿，痈肿乃经脉血气，逆于肉理所致，又或热，胜筋挛酸，疼为腨痛。

【原文】

其传为索泽，其传为癞疝。

【释义】

其或病热于表，传入于裏，热证则精血枯涸皮肤润泽之气，必皆消散，是为索泽。又或阳气下坠，阴脉上争，上争则寒多，下坠则筋缓，故睾垂纵缓为癞疝。

【原文】

一阳⁽¹⁾发病，少气、善欬善泄。

【词解】

（1）一阳：即少阳，指胆与三焦。

【释义】

一阳为胆与三焦，一阳发病，何以少言，善欬，善泄，因为胆属风木，三焦属相火，其为病也，壮火食气，所以火气相火刑金，所以善欬，木旺则伤土，所以善泄。

【原文】

其传为心掣，其传为隔。

【释义】

心为君火，三焦之相火上炎，则风气相求，邪归于心，心动不宁，若有所引叫作心掣，又或以木乘土，脾胃受伤，成为饮食困难的隔症。

【原文】

二阳一阴[(1)]发病，主惊骇，背痛，善意，善欠，名曰风厥。

【词解】

（1）一阴：即厥阴，指肝与心主。

【释义】

二阳为胃与大肠，一阴为肝与心主，《金匮真言论》：东方通于肝，其病发惊骇，《阳明脉解》说：足阳明病闻木音则惕然而惊，是肝胃二经，皆生惊骇，手足阳明之筋皆夹脊，所以背痛，噫为嗳气，其主在心，《脉解》说阴盛而上走于阳明，阳明络属心，故曰上走心为噫，欠为呵欠，本主于肾，经云足阳明病为数欠，观于经言，是欠虽主于肾，而胃亦所病欠火。肝与心包风热为邪，而阳明受之，故病名风厥。

【原文】

二阴[(1)]一阳发病，善胀，心满，善气。

【词解】

（1）二阴：即少阳，指肾与心。

【释义】

二阴为心与肾，一阳为胆与三焦，胆经邪胜则侮脾，所以善于作胀，肾经邪胜则乘心，所以心胸满闷，三焦病则上下不行，所以气分不畅。

【原文】

三阳三阴⁽¹⁾发病，为偏枯痿易⁽²⁾，四肢不举。

【词解】

（1）三阳：即太阳、脾与胃。

（2）痿易：是痿弱不支左右相掉易。

【释义】

三阳为膀胱与小肠，三阴为脾与肺，太阳为诸阳主气，阳气虚则为偏枯，阳虚不能养筋，则为痿易，脾主四肢，肺主诸气，脾肺虚，则四肢不举。

【原文】

阴阳结斜⁽¹⁾，多阴少阳，曰石水，少腹肿。

【词解】

（1）斜：当作邪。

【释义】

阴与阳都能结聚水邪，若多阴少阳，以致阴寒盛阳气虚，则病为石水，沈坚在下，石水就是肾水，少阴主肾位居少腹，故少腹必肿，若少腹不肿的刚非石水之症。

【原文】

二阳结谓之消。

【释义】

二阳谓阳明，阳明之上，燥气主之，结则燥气阳盛，故多饮而渴不止。叫作消渴。

【原文】

三阳结谓之隔。

【释义】

三阳为膀胱与小肠，小肠结热则血脉燥，膀胱结热则津液涸，故多患二便隔塞不通。

【原文】

三阴结谓之水。

【释义】

三阴为脾与肺，脾肺若有结邪，即不能运化津液，水气瘀滞，即成水肿。

【原文】

一阴一阳结，谓之喉痹。

【释义】

一阴为厥阴，一阳为少阳，厥阴风木主气，而得少阳之火化，风火气结，则真气受伤，所以喉痛而为痹。

按：七情和六淫，是病因中的两大类别，本节就各个经和藏的性质功能和部位，叙述一般的病变，都是属于内伤的，其类外感，绝然不同，其发病的初期，有在阴者，有由阳而传于阴，变生各证者，有初期即阴阳兼病者，在遇着许多证候找不到原因的时候，若能熟化，即可了解其经藏之所在，而施以治疗，学者宜牢记之。

第十二节　阴阳表里为病

【原文】

［素问·五藏生成］诊病之始，五决为纪，欲知其始，先建其母⁽¹⁾。所谓五决者，五脉也。

【词解】

（1）母：王启玄云：谓应时之五气也。

【释义】

在诊病开始的时候，必以五决为纲纪，断了解得病的原始，要先立应时的五气，然后再推求其邪正之气。所谓五决者五脉也。就是依五藏的脉象，来决断疾病。如春弦夏钩长夏耎，秋毛冬石，以五脉中和为采。甚则决其邪气有余，不及则决其正气不足。

【原文】

是以头痛巅疾，下虚上实，过在足少阴巨阳，甚则入肾。

【释义】

凡头痛等巅顶之疾，忧其气虚于下，邪气实于上，病变过在足在少阴巨阳二经。因为肾与膀胱相表里，膀胱经脉交巅上，肾经虚不能引巨阳之气，其气逆而上行，所以发现头痛巅疾的症状，若病势加剧，则经邪入藏而使肾受其病。

【原文】

狗蒙招尤⁽¹⁾，目瞑耳聋，下实上虚，过在足少阳厥阴，甚则入肝。

【词解】

（1）狗蒙招尤：薛生白云：狗当作眴。蒙，茫昧也。招，掉摇也。尤，无足也。

【释义】

眼花则朦昧不明，头眩则招尤不定，甚至目瞑不能见物，耳聋无所闻声，这是下部火实，上部血虚，责其过在足少阳厥阴，因为胆与肝相表里，胆脉起目锐眦，入目中，目为肺窍，肝脉连目系，故见此病症。若病势加剧，则经邪入藏，而使肝受其病。

【原文】

腹满膜胀，支鬲胠⁽¹⁾胁，下厥上冒，过在足太阴阳明。

【词解】

（1）胠：胁上为胠。

【释义】

实谓之满，塞谓之膜，大谓之胀，腹部满而膜胀，遂使胸膈胠胁，亦感觉支柱而胀满，下部则两足厥冷，上部则头上蒙冒，这是太阴脾气不升，阳明胃气不降所致，所以说过在足太阴阳明。因为脾与胃相表面，脾脉入腹上鬲，胃脉下鬲循腹里，故其病如此。

【原文】

咳嗽上气⁽¹⁾，厥在胸中，过在手阳明太阴。

【词解】

（1）上气：此处应当作喘急讲。

【释义】

声出于肺谓之咳而连声谓之嗽，咳嗽喘急，是气逆于胸中所致，其过在于阳明太阴，因为隔与大肠相表里，肺脉络大肠，上膈，大肠脉络肺下膈，又肺主咳主气故其状如此。

【原文】

心烦头痛，病在膈中，过在手巨阳少阴。

【释义】

心中热而烦闷，头部亦感疼痛，是病在膈上，其过在手巨阳少阴。因为心与小肠相表面，小肠脉络心，下膈，其支者徇颈上颊，必脉下膈，络小肠，故其病如此。

按： 本节先言根据五藏的脉搏，而判断其病原，次言见其出现的症状，即知其病在何经。但首二条曰甚则入肾，甚则入肝，而后三条何以不说甚则入脾入肺入心呢？因为邪入于经，其甚者则于藏，若不甚者，则或留于经，其藏气实者，或留于府，所以首提二藏，而其余三藏不尽言之，盖欲明示后学之不可执一而论。

第十三节　阳气不固诸病举例一

【原文】

［素问·生气通天论］阳气者，若天与日，失其所，则折寿而不彰。故天运当以日光明，是故阳因而上，卫外者也，欲如运枢⁽¹⁾起居如惊神气乃浮。

【词解】

（1）欲如运枢：谓如枢机之转，无时或停。

【释义】

人之于阳气，像天之于日，人无阳气则不生犹天无日则不明，日失其度，则薄蚀而不彰，阳失其固，见火折而不寿，所以天之运行，当有此日以为之光明，人亦当有此阳气升于上，行于皮肤分肉之间，以防卫外邪之侵袭。感受寒邪，则人身之阳气，欲如枢机之运，无一息之停，使之外出。若起居失宜，则神气乃浮，散而不固，不固则失宜卫外之用，外感之患，由此而生。

【原文】

因于暑、汗、烦则喘喝[1]静则多言。

【词解】

（1）喘喝：大呵而出其声的意思。

【释义】

若感受暑邪，就多汗，因暑中有水，性急而疏泄，则身体汗出必多。火与心同气相求，暑邪入心，故善烦。肺为心之华盖，火盛灼肺，故喘喝不安，若不烦而静的暑邪伤心神，亦必多言而不休。《脉要精微论》所谓："言而微，终日乃复言者，此夺气也。"也就是暑热伤气的道理。

【原文】

因于寒，体若燔[1]炭，汗出而散。

【词解】

（1）燔：焚烧的意思。

【释义】

若伤于寒，则阳菀而为热，故体若燔炭。治之之法，当以汗解，汗出则寒可得而散。（本节原文为："因于寒，欲如运枢，起居如惊，神气乃浮"）今据朱丹溪、徐灵胎、薛生白，三家看法，将"因于寒"句，移于"体若燔炭，汗出而散"之上。

【原文】

因于湿，首如裹，湿热不攘$^{(1)}$六筋緛$^{(2)}$短，小筋弛$^{(3)}$长，緛短为拘，弛长为痿。

【词解】

（1）攘：排除的意思。

（2）緛：音软，缩的意思。

（3）弛：音矢，松了的意思。

【释义】

若感受风雾之湿，则清道不通，所以头部晕重，如有物包裹，湿菀久则化热，更缠绵难解，若不从速排出则热必伤血，不能养筋，所以连于骨节之内的大筋，缩而且短，湿伤筋，则不能束骨，所以络于骨之外的小筋，弛而且长，惟其短缩故拘急，惟其弛长，故痿糜。

【原文】

因于气，为肿，四维相代，阳气乃竭。

【释义】

《阴阳应象大论》云："阳之气，以天地之疾风名之。"此处因于气的"气"字，应作风字解，就是说若感受了风邪，便为浮肿，肿于四肢，上下左右相代替，有这种现象，就说明阳气已衰竭了。

按：本节将人的阳气，比天之于日，天无日则不明，人无阳气则不生。阳气就是卫气，阳卫于外，邪无由侵，一失其所，则寒暑风湿之邪，乘隙而入，有损健康，不独如此，李念莪云："人无阳气，孰分清浊，孰会三焦，孰为呼吸，孰为运行，血何由生，食何由化，与天之无日等矣，欲保天年，其可得乎。《内经》一百六十二篇，惟此节及明天人之六义，最为切要，读者详义。

第十四节　阳气不固诸病举例二

【原文】

［素问·生气通天论］阳气者，烦劳则张，精绝，辟积$^{(1)}$于夏，使

人煎厥⁽²⁾目盲不可以视，耳闭不可以听，溃溃⁽³⁾乎若坏都⁽⁴⁾汨汨⁽⁵⁾乎不可止。

【词解】

（1）辟积：辟与襞同，襞积，即今之裙褶，就是重复的意思。

（2）煎厥：煎迫气逆而昏厥。

（3）溃：是形容坏都的泛滥状况。

（4）都：堤防。

（5）汨汨：汨音骨，汨汨，是形容水滚不止的样子。

【释义】

此发阳气，指春令出发之气而言。气方生而烦劳过度，则阳气不能固密，而浮涨于外，阴精失去了阳气的卫固，则耗伤必多，就要绝于内了。若不早为之诊，迁延辟积，至于夏季，加上天气炎热，则火旺而真阴如煎，火炎而虚气逆上，或成为煎厥。煎厥的主要证候，是两目晕花，不能视物，两耳失聪，不能听声，这是精气两脱的表现。其严重的程度，好像到了堤防溃决，其水流有不可遏止之势。

按：煎厥有二，本篇所言，是烦劳伤精，神气内乱所致，《脉解篇》所言，是少阳之气不舒，肝气不得疏泄，故令人善怒，怒则火起于肝，成为煎厥。病名虽同，病因则异，一实一虚显而易见，在临床上必须辨别，才能符合辨症施治的原则。

第十五节　阳气不固诸病举例三

【原文】

［素问·生气通天论］阳气者，大怒则形气绝，而血菀⁽¹⁾于上，使人薄⁽²⁾厥。

【词解】

（1）菀：音郁，作积字讲。

（2）薄：作迫字讲。

【释义】

阳贵和煦，大怒伤肝，则形气经络阻绝不通，血与气并而上积于胸中，甚或呕血，是因怒气迫使血气逆行，而成厥病，所以称为薄厥。

【原文】

有伤于筋，纵⁽¹⁾其若不容，汗出偏沮⁽²⁾，使人偏枯⁽³⁾汗出见湿，乃生痤⁽⁴⁾痱⁽⁵⁾高粱之变，足⁽⁶⁾大六丁⁽⁷⁾受如手虚，劳汗当风，寒薄为皶⁽⁸⁾，郁乃痤。

【词解】

（1）纵：指纵缓不收。

（2）沮：作业字讲。

（3）偏枯：即半身不遂。

（4）痤：即小疖。

（5）痱：音沸，暑疹。

（6）足：作多字讲。

（7）丁：与疔通。

（8）皶：音渣，俗称粉刺。

【释义】

肝主筋，大怒则筋受伤，所以痿纵得像手足无措，不能自收持，汗出不能周遍，是气血营卫有阻滞部分，久则有偏枯之患。汗出若受冷水浴，或披湿衣，则湿客于肤腠，多生痤疮，高粱之躯，肌肉丰满，厚味太过，蕴藏热毒，遇有感伤，多生大疔。因其外强内弱，极易受病，如持空虚之器以受物，此皆逸病的常态。若因劳动而汗出当风，风中纵有苛毒，因其人体内无实邪，风邪不能深入，故仅病于肤表，而为粉刺与小疖。

按： 上节叙起居不节，致成煎厥，本节则叙怒气伤肝所成之薄厥。并历叙因汗所生症，最后以高粱与劳汗对比，使人得明阳气所关之重，而具体虚实，又大有关于平素之劳逸，细心体会，必有启悟。

第十六节 阴阳失调诸病举例

【原文】

［素问·生气通天论］阴气者藏精而起亟⁽¹⁾也，阳气者卫外而为

固也。

【词解】

（1）亟：音器，频数，经常的意思。

【释义】

人身之阴阳，互为功用，阳无阴则亡，阴无阳则脱，阴主藏精，而阴中之气，乃常亟起以应乎外。阳主卫外，而阴必得阳，始能固守于内。

【原文】

阴不胜其阳，则脉流薄疾⁽¹⁾并乃狂。阳不胜其阴，则五藏气争，九窍不通。

【词解】

（1）薄疾：是急迫的样子。

【释义】

阴阳虽相为用，然亦不可偏胜，假使阴气不足，阳气有余，是谓阴不胜阳，则脉气之流行，必呈急迫的现象。阳气并于四肢，则必发狂。《阴阳脉解》曰：四肢者，诸阳之本也，阳盛则四肢实，实则登而歌，热盛于身，则弃衣而走。阳气有余，发之而为热者如此。假使阳气不足，阴气有余，是谓阳不胜其阴，则五藏六气，交争于内，阴主以寒，故上五官，下二阴，皆不能畅通。阴气有余，发之而为寒症如此。

【原文】

是以圣人陈阴阳，筋脉和同，骨髓坚固，气血皆从，如是则内外调和，邪不能害，耳目聪明，气立如故。

【释义】

聪明智慧的人，能掌握阴阳，使之各守其位，则凡筋脉骨髓，皆得和平而巩固，气血亦顺而不乱，因此内外之阴阳调和，邪气不能为害。于是精气注于耳，神气注于目，耳目聪明，故真气屹立如掌。

【原文】

风客⁽¹⁾：淫⁽²⁾气。精乃亡，邪伤肝也。因而饱食，筋脉横解⁽³⁾。肠澼为痔。因而大欲，则气逆，因而强力，肾气乃伤，高骨乃坏。

【词解】

（1）客：是邪从外面侵入，如客从外来。

（2）淫：渐渐侵害的意思。

（3）横解：横散解弛的意思。

【释义】

如果阴阳不协调，风邪就来客于人身，而浸淫于气分，风胜则热，热或则液涸，精血日渐消亡，此风邪伤肝所致，风邪来去，却又因而饱食，则肝主之筋，心主六脉，不循经脉上下，而横散解弛。《经脉别论》云："食入于胃，散精于肝，淫气于筋，食入于胃，浊气归心，淫精于脉。"所以饱食而筋脉横懈，肠内若经常蓄积着不消化的水谷，则筋脉也就长期横散懈弛，湿热下注，可能形成肠澼，或发为痔漏。若风邪未散而大饮，则酒随风邪而入肺，肺布叶举，气逆于上，而为咳嗽喘满之疾，若风邪未散而强力行房，肾气就因之而受伤，肾伤则髓枯，能使高骨损坏。

按：本节说明阴与阳的关系，阴主内、阳主外，两者同时内外轮应，相互依存，是宜经常保持平衡和协调的。如果不能保持平衡和协调，疾病因之而生，也都作了一种举例的说明。学者最当注意。

第十七节　寒与热

【原文】

［素问·逆调论］人身非常温也，非常热也，为之热而烦满者何也？阴气少而阳气胜也。

【释义】

人身之湿热原有一定的度数，兹乃有异常之温，异常之热，因其热而有时烦满，这是什么理由呢？是由于阴气衰少，阳气太胜所致，阴虚者阳必凑之，故令人热而烦满于上。

【原文】

人身非衣寒也，中非有寒气也，寒从中生者何？是人身多痹气[1]也，阳气少阴气多，故身寒如从水中出。

【词解】

（1）痹气：此处指痹寒气不通畅。

【释义】

人身既非衣服单薄，又非寒气在中，而寒冷的感觉有似从内部而生，这又是什么理由呢？这是阴胜阳衰所致，阳主热，阴主寒，病在阴者，则气不流畅而痹着，寒湿之气闭于里，则火热不得下交于阴，而阴气盛，阴气盛则阳气渐衰不能运行，阴血维持正常的体温，故身体感觉寒冷如从水中去。

【原文】

人有四肢热，逢风寒如炙[1]如火者何也？

【词解】

（1）炙：以火烧灼物品的称炙，此处乃形容热灼的现象。

【释义】

人身之热，逢风之寒则当减，兹乃有四肢发热，逢风之寒，更觉热度增高如炙如火的一样，这是什么道理呢？

【原文】

曰：是人者阴气虚，阳气盛，四肢者阳也。两阳[1]相得而阴气虚少水不能灭盛火，而阳独治[2]。独治者，不能生长也，独胜而止耳，逢风而如炙如火者，是人当肉烁[3]也。

【词解】

（1）两阳相得：热为阳气，四肢又属阳，以其气盛之阳，所以称为两阳相得。

（2）独治：作独旺解。

（3）肉烁：是肌肉消烁。

【释义】

热为阳气，是人有热，心里阴气虚，表阳气盛，气盛为阳，四肢亦属阳，以气胜之阳，合四肢之阳，是为两阳相得。两阳相得则阴气虚少，阳为火，阴为水，阴气虚少，则少水不能灭两阳相得之胜火。而阳独王，独王的叫作孤阳，孤阳就不能生水而只能为热，所以遇风寒如炙如火，如火之热，且有是病的人，高热长久不退则其肌肉消烁，是可以肯定的。

【原文】

人身有寒，汤火不能热，厚衣不能湿，然不冻慄，是为何病。

【释义】

人身之寒，得到了温热，是可愈的，兹乃有身寒而汤火不能热，厚衣不能温，是寒到了极点但是不冻慄，此为何病呢？

【原文】

曰：是人者，素肾气胜，以水为事[1]太阳气衰，肾脂枯不长，肾者水也，而生于骨，肾不生，则髓不能满，故寒甚致骨也，所以不能冻慄，肝一阳也，心二阳也，肾孤藏也，一水不能胜二火，故不能冻慄，病名曰骨痹，是人当挛节[2]也。

【词解】

（1）以水为事：水指肾水，事，使用以意。以水为事，据马云是纵欲之意。

（2）挛节：是指拘挛收缩、节、指关节。

【释义】

这是水客偏胜的害处，是人必平素肾气颇胜，持其胜而日从水为事，纵欲过度，则肾气必伤，太阳为少阴之表，乃阴中之阳，少阴气伤则太阳之气亦衰，太阳气衰，则为孤阴，孤阴不长，所以肾脂枯不长，肾为水藏，而精水生于骨，肾脂枯不长，则肾不生，肾不生，则骨髓不能满，精气涸于肉，故寒甚于骨，所以汤火不能热，厚衣不能温，寒甚至于骨的人，应有冻慄的现象，其所以无冻慄的现象的，因为肝有少阳之相火，心为少阴之君火，肾为藏，乃孤脏也？一水已竭，二火犹存，是阴气已虚于中，而浮阳独胜于外，故虽寒甚至骨而不能冻慄，寒甚至骨，病名骨痹，其人必当关节拘挛有屈伸不得自如之苦。

按： 人身寒热水火，贵乎调和，本节所言寒热逆调，则为烦为痹，水火逆调，则为肉烁，为挛节，这些都足以影响机体之健康，所以言正常生理，则曰阴阳平衡，言治疗目的，则曰协调阴阳，医者病者，皆当注意。

第十八节　八虚以候五藏

【原文】

［灵枢·邪客］人有八虚⁽¹⁾，各何以候？曰：以候五藏。

【词解】

（1）八虚：即两肘、两腋、两髀、两腘。

【释义】

人的肘、腋、髀、腘都是筋骨之隙，气血之所流注的处所，故名曰八虚，而八虚是与五藏有关的，均可以便知五藏的病证。

【原文】

候知奈何？曰：肺心有邪，其气留于两肘。

【释义】

候之之法，如肺的经脉，从胸的中俯，以入两肘的侠白等穴，心的经脉，自肘上极泉，以行于少海等穴，故肺、心有病，邪气乘虚而聚，其气必留于两肘。

【原文】

肝有邪，其气流于两腋。

【释义】

肝与胆合，其经自足而上，皆行胁腋之间的期门渊腋穴之次，肝有邪乘虚而聚的，其气当流于两腋。

【原文】

脾有邪，其气留于两髀。

【释义】

脾与胃合，其脉皆从胫股上出冲门气冲之间，故脾有邪，其气当留于两髀。

【原文】

肾有邪，其气留于两腘[(1)]。

【词解】

（1）腘：膝后曲处。

【释义】

肾与膀胱为表里，其经皆出膝后阴谷委中之间，故邪气留于两腘的知为肾经之病。

【原文】

凡此八虚者，皆机关之室，真气之所过，血络之所游，邪气恶血，固不得住留，住留则伤经络，骨节机关不得屈伸，故拘挛也。

【释义】

凡此八虚，皆人体机关之室，真气、血络之所游行；正气居之则为用，邪气居之则伤经络机关，而屈伸为之不利，其病当为拘挛，故八虚可以候知五藏的病证。

按： 九针十二原曰"节之交……神气之所游行出入也"，人的八虚，就是关节交会之处，所以人体的气血、湿注全身，都要通过八虚，而八虚属于五藏之经，故五藏有邪，其气流于八虚，又可藉之以测知病之所在，此对于诊断上，是很大帮助的。

第十九节　脾病而四支不用

【原文】

［素问·太阴阳明论］脾病而四肢不用何也？曰：四肢皆禀[(1)]气于

胃，而不得至经，必因于脾，乃得禀也。

【词解】

（1）禀：承受的意思。

【释义】

脾为了什么能影响四肢的举动，凡四肢的举动有力，都是承受着胃府水谷的精气，但经气不能直接到经脉以营养四肢，必须通过脾气运化的作用，四肢才能够承受胃的精气。

【原文】

今脾不能为胃行其津液，四肢不得禀水谷气，气以日衰，脉道不利，筋骨肌肉皆无气以生。故不用焉。

【释义】

现在脾藏本身有病，不能为胃消化水谷，运输津液，因此四肢不能承受水谷的精气，由于精气不至，则各经之气日以衰微，脉道不能畅通，筋骨肌肉得不得水谷精微的营养，所以四肢就不能正常有力的活动了。

按：读本节经文，从病理可以体会到生理上脾主四肢的论点，是完全正确的，同时还可以体会到脾胃在消化功能上的密切合作的关系，所以我们在临床治疗脾胃必须兼顾。

第二十节　风病一

【原文】

［素问·风论］风者善行而数变，腠理开则洒然寒，闭则热而闷，其寒也则衰饮食，其热也则消肌肉，故使人怢慄[1]而不食，名曰寒热。

【词解】

（1）怢慄：王冰说是猝然寒战的样子。

【释义】

此段是说风客于肤腠，而为寒热，风为百病之长，风性动，故善行数变，风淫为病，在春夏多挟热，在秋冬多挟寒。又有各因其人的本气为病，所以为变不同，初入人身的时候，必因腠理开张，所以洒然而寒，肌腠为三焦通会元真之处，风邪客之，阳气被郁，郁则主热，热则心烦而闷。伤了三焦的阳气，则饮食衰减，热气内郁，耗其津液，则消烁肌肉所以使人忽寒忽热，如果寒热交作，并又互相搏争，将使人寒战而不能饮食，这种病名叫寒热。

【原文】

风气与阳明入胃，循脉而上至目内眦[1]，其人肥，则风气不得外泄，则为热中而目黄，人瘦，则外泄而寒，则为寒中，而泣出。

【词解】

（1）内眦：即大眼角，足太阳经脉起始于此。

【释义】

此段是说风邪伤人，有热中寒中两症，皆由阳明入胃，阳明为胃之经脉，起于鼻頞中，下徇鼻外，入上齿中，还出挟口环唇，下交承浆，徇颐后下廉，循喉咙，入缺盆，下膈属胃，故风气行而阳明经入胃，循脉上行，至目内眦，肥人肌理厚而密，风入不得外泄，郁而为热，则为热中而目黄，人瘦则腠理疏松，风得外泄，里应生寒，故为寒中而泣出。风气通于肝，目为肝窍，肝病主疏泄，故泣出。（此风伤血脉所现的证状）。

【原文】

风气与太阳俱入行诸脉俞[1]，散于分肉[2]之间，其卫气相干，其道不利，故使肌肉愤䐜[3]而有疡，卫气有所凝而不行，故其肉有不仁[4]也。

【词解】

（1）俞：或作输，作腧，脉之所注为俞，俞都在背部。

（2）分肉：指腠理肌肉。

（3）愤䐜：愤，发也，䐜：肿也。

（4）不仁：失了知觉。

第五章 病 机

【释义】

此段是说风伤有肌肉不仁的证，风自太阳而入，循诸脉俞，散于分肉之间，风邪阻滞卫气运行的道路，故气道不利，皮肤肌腠之间所容的风邪，内不得通，外不得泄，致肌肉愤䐜而成痛疡，卫气不行，故致肌肉不仁，而失冷热痛痒之知觉。（此风伤卫所见的症状）

【原文】

疠者，有营气热胕⁽¹⁾，其气不清，故使其鼻柱⁽²⁾坏而色败，皮肤疡溃，风寒客于脉而不去，名曰疠风⁽³⁾，或名寒热。

【词解】

（1）胕：同腐。

（2）鼻柱：鼻两孔之界柱。

（3）疠风：在本段中较上所说的疠为轻，疠属恶疾，为毒疠之气袭于人身所得。

【释义】

此段是说风入于经脉之中，营气行于脉中，风入营中，则营气热腐，其气不清，毒气溢蒸于肺，肺开窍于鼻而主皮毛，故致鼻柱腐坏，面色晦恶，皮肤破烂而溃败，就是《脉要精微论》所说的，"脉风盛为疠"，疠就是癞，后世所称大麻风，杨梅结毒等类的病，都是先腐坏周身的血脉，最后多有烂至鼻柱，也是和经文所示的程序相同，风寒客于脉而不去，名曰疠风，或名曰寒热，此所说的疠风较上段曰疠者为轻，此由风寒客于脉中，久而不去，或为紫云白癜等的疠风，或为寒中热中的营病。不同上所言毒气与营热相持致成败坏的疠疡。（此风伤营所现的症状）

按：以上共四段，上二段论风伤气血，后二段论风伤营卫：荣与卫，气与血，各有分别，故为病不同。

第二十一节　风病二

【原文】

风中五藏六府之俞，亦为藏府之风，各入其门户⁽¹⁾所中则为偏风⁽²⁾。

风气徇风府⁽³⁾而上，则为脑风。风入系头⁽⁴⁾则为木风眼寒⁽⁵⁾。饮酒中风，则为漏风⁽⁶⁾。入戾汗出中风，则为内风。新沐中风，则为首风。久风入中，则为肠风飧泄⁽⁷⁾，外在腠理，则为泄风。

故风者，百病之长⁽⁸⁾也。至其变化，乃为他病也。无常方，然致有风气也。

【词解】

（1）门户：气血之门户。

（2）偏风：即半身不遂的证。

（3）风府：督脉穴，在脑后。

（4）系头：作头系，即头中之目系。

（5）眼寒：陷涩之意，或痛，或痒，或恶寒，恶风，羞光之类。

（6）漏风：因汗多，如漏不止。

（7）肠风飧泄：水谷不分而下利。

（8）长：始也。

【释义】

第一段论风中五藏六府之俞穴，从不同的气血虚弱的穴位，也即是各随其门户而入，或左或右，或上或下的一侧，而导致半身不遂，故曰偏风。

再则风邪中人，徇督脉的风府而上，证见头顶巅痛，或项背恶寒，脑户冷，头眩偏痛，故称之为脑风。足太阳之脉起自目内眦（睛明穴），从巅入脑，为诸经之藩篱，邪之中人必先犯之，所以说风入系头，则为目风眼寒。酒性慓悍而温散，饮之则可导致玄府不秘，故风邪中之，则遂漏不止，故称为漏风。入房则损阴耗精，若复被风邪，则症多出现遗精，咳血，寝汗骨蒸，称之为内风。沐浴则腠理不密，阳气虚微，邪复来之，可能出现头痛（头为诸阳之会），故称之为首风，如《和剂局方》的"洗头风"和《证治要诀》的"簷风"，亦其之属欤。病久体弱，邪乘虚入，导致脾胃失却消化运输之机，故而出现水谷不分的飧泄，称之为肠风。风邪之客腠理，以致腠理失密，而汗大洩，阳随汗伤，症见身体尽痛而恶寒，这就称之为泄风。

总之，风者善行而数变，所以他的变化多端，故出现的症状就不一样，因此称它为百病之长，由于变病繁多，亦正如方问之无定所，这都是风气致病的特点。

按： 此篇论中风，伤风无有分辨，后世之中风伤风等门，视中风为重，伤风为轻，其实不然。本节总论及伤气，伤血，伤卫，伤营，偏风，脑风，内风，目风，漏风等。不过举其例。实则风变多端，无定方所，是在辨证确实，治乃无误。《生气通天论》曰："肉腠闭拒，纵有大风苛毒，弗能为害"。可以知到人能使营卫气血调和，则腠理固密，自能抵抗外邪，纵有风毒恶疠之气，亦不能伤，以此看来，今医者贵治于未病之时。

第二十二节　风病三

【原文】

［素问·风论］肺风之状，多汗恶风，色皏[1]然白时咳，短气，昼日则差[2]暮则甚，诊在眉上[3]其色白。

【词解】

（1）皏：音骈，皏然白，浅白色。

（2）差：义同瘥，病愈的意思。

（3）眉上：两庭之间。

【释义】

此段续论肺风的症状。风为阳邪，开发腠理，是令人多汗，毛腠虚疏，故恶风；（以下各类风症的多汗恶风，却由这个病理所形成的）肺受风气。则藏气见于色，故见浅白色，肺主气，在变动为咳，风邪迫肺，故时咳短气，昼日卫气盛而能升邪，故觉少愈，夜晚阳气入里风内在之，故病增重，诊察的重点，在眉上当见白色，这是五脏的病色当见于面。

【原文】

心风之状，多汗恶风：焦绝[1]善怒嚇[2]赤色，病甚则言不可诀诊在口，其色赤。

【词解】

（1）焦绝：唇舌焦燥，津液干绝的意思。

（2）善怒嚇：易于动怒，发惊嚇。

【释义】

此段论心风的症状。心为阳藏，则木火合邪，故见唇舌焦燥，而有裂纹，津液枯绝，神志溃乱，故或为善怒或为惊嚇，心受风邪，则藏气见于外，故见黑色，心主舌、病甚则舌本强故言不可状，诊察的重点当在口，口在唇舌而言心病则赤色见于唇舌。

【原文】

肝风之状，多汗恶风善悲，色微苍，嗌干善怒，时憎女子，诊在目下，其色青。

【释义】

此段论肝风的症状。悲是悲泣，肝开窍目而主泣，故善怒，肝受风邪则藏气见于外，故色微苍，足厥阴脉循喉咙之后，上入颃颡，风热交炽，故嗌干，怒为肝志，故善怒，肝为阴中之阳，其脉环阴器，强则好色，病则妒阴，故憎厌女子，肝气通于目，诊察的重点，在目下当见青色。

【原文】

脾风之状：多汗恶风，身体怠惰，四肢不欲动，色薄微黄，不嗜食，诊在鼻上，其色黄。

【释义】

此论脾风的症状。脾主肌肉，四肢，脾病故身怠惰，四肢不欲动：

脾受风邪，则藏气见于外，故色见微黄，脾病不能运化，故不嗜食，鼻为面王，主应脾胃，诊察的重点在鼻上当见黄色。

【原文】

肾风之状：多汗恶风，面庞然⁽¹⁾浮肿，脊痛不能正立，其色炲⁽²⁾隐曲⁽³⁾不利，诊在肌⁽⁴⁾上，其色黑。

【词解】

（1）庞然：肿大貌。

（2）炲：音台，枯黑色。

（3）隐曲：隐蔽委曲之事，指房事而言。

（4）肌：同䏢，畿几通用，故饑作饥，機作机，䏢颊，肉也，䏢上颧也，颧肾所主也。

【释义】

此段论肾风的证状。风邪客肾，则挟水气上升，故面浮肿，肾脉贯脊，故令脊痛不能正立，肾受风邪，则藏气见于外，故见枯晦的黑色，肾主藏精，少阴与阳明合于宗筋，风伤肾气，则隐曲不利，诊察的重点在肌上，当见黑色。

【原文】

胃见之状：颈多汗恶风，食欲不下，鬲塞不通，腹善满，失衣则膜胀食寒则泄，诊形瘦，而腹大。

【释义】

此段论胃风的症状。胃脉从大迎前下人迎，循喉咙入缺盆，故颈多汗，胃主受纳水谷，风邪客胃，故食欲不下，鬲食不通，胃脉循腹里，风邪客胃故腹满，失衣者阳明受寒于外，故为膜胀，食寒则胃气受伤于内，故病泄泻，胃者肉其应，胃病，故形瘦，腹为胃所居，邪实于胃，故腹大。

【原文】

首风之状面多汗恶风，当先风一日则病甚，头痛不可以出内，至其风日则病必愈。

【释义】

此段论首风症状。首为诸阳之会，因沐中风，则头面之皮腠疏，故多汗恶风，风为天之阳气以应天之风气，诸阳之气上升于头，故当风气发动之前一日则病甚，头痛则特别严重，并且不可以出户内，这是风将发而气先病的原故，至其风发之日，气随风散，故病少愈。

【原文】

漏风之状：或多汗，常不可单衣，食则汗出，甚则身汗喘息恶风，衣常濡，口于善渴，不能劳事。

【释义】

此段论漏风的证状。漏风是因酒而中风，风邪夹酒则阳气散越，故有时多汗，酒性得热，与风相持，虽单衣也不可常服？食入于阴，长气于阳，故食则汗出，甚则阳浮于上而为喘息，汗出不止，衣服常被汗浸湿津液内竭，故口干善渴，风热伤其津汗多而衰弱，故不能劳于事。

【原文】

泄风之状：多汗，汗出泄衣上，口中干，上渍⁽¹⁾其风，不能劳事，身体尽痛则寒。

【词解】

（1）上渍：身半以上，汗多如水渍一样。

【释义】

此段论泄风的证状。泄风，是说汗多表不固，汗泄衣上，故身半以上如水浸渍一样，汗多津液涸，故口中干，液涸血虚，故不耐劳而身痛，多汗亡阳，故令人寒。

按：风为阳邪，性疏泄故多汗恶风，乃五藏中风之所同。然所表其他的症状与颜色，诊验的部位，则各有不同，学者最当注意，肺风肝风肾风诊在眉间目上肌上，这是肺肝肾的本部，心诊在口，脾诊在鼻，这是母病传见于子位，此不可不知，至若六府风，仅论及胃风，以胃为六府之长"大肠小肠皆属于胃"，言胃病则已包括其他府病偏风而下，只言新沐中风的首风，饮酒中风的漏风，以外在腠理的泄风的症状，因三者皆在皮肤气分，风气相搏，而善行数变的原故，如入于经脉，在偏风则为半身不遂，循经入脑则为肠风，循气入头，则为目风眼寒，不复再有变证，故不复论。

第二十三节　痹病一

【原文】

［素问·痹论］风寒湿三气杂至，合而为痹(1)也。其风气胜者，为行痹，寒气胜者，为痛痹，湿气胜者，为着痹也。

【词解】

（1）痹：闭塞不通的意思。

【释义】

"痹"就是闭塞，血气凝滞而不行。风寒湿三气袭入人身，则血气滞阻而为痹病，风气胜者为行痹，风善行而数变，如走注历节之类。寒气胜者，为痛痹，寒气容于肌肉筋骨间，凝结不散，阳气不行，故痛难当，即痛风之类。湿气胜者，为着痹，肢体着重不移，或为疼痛，或为麻木不仁，湿从土化，病多发于肌肉。三气杂至，必有气偏甚，故风甚者为行痹，寒气胜者痛痹，湿气胜者为着痹。

按：风寒湿三气为病，既已明了，自可察证状以施治疗，虽不可拘守成规，然亦可以为比例。如《张氏医通》说：行痹用越婢加术附汤，散风为主，驱寒除湿次也，痛痹用千金附子汤，散寒为主，疏风散湿佐之。着痹用神效黄汤，燥湿为主，次以驱风寒，虽说是有经验，必不可拘泥太过，一成不变。因行痹着痹，有由火盛阴亏，热结经遂，赤热经肿，手不可近，宜清热润燥法的。

【原文】

肺痹者，烦满喘而呕，心痹者，脉不通，烦则心下鼓，暴上气而喘，嗌干，善噫，厥气上则恐。肝痹者，夜卧则惊，多饮数小便，上为引如怀。肾痹者，善胀，尻以代踵，脊以代头，脾痹者，四支解墯(1)，发咳，呕汁，上为大塞。

【词解】

（1）解㑊："解"同懈，解㑊：就是懈㑊。

【释义】

肺脉循胃口，又主气司呼吸，故其为痹，则烦满而呕。心主脉，痹则脉不流畅，也可以叫作脉痹，脉滞则郁，而循环不顺，故烦则心下鼓动，逆气暴上，则喘而嗌干善噫，心痛而不能下交于肾，肾水不温，则暴寒而厥逆凌心肾志恐，故生胃生恐，少阴心肾，水火交互，上消下温，则不生病。本条乃心痹而累及肾，肾水寒，凌心为悬，寒水泛溢，水土俱败，是为危险。早通心肾，俾土能制水，则可转危为安。

肝藏魂，肝气痹则魂梦不宁，而生惊骇。肝脉下过阴器抵少腹，上者循喉咙之后，上入颃颡。厥阴热灼肺胃，故渴而多饮，肝气疏泄太过，故小便频数，血燥筋急，故肚肋胀满，有如怀物之状。《经脉篇》，肝病丈夫㿉疝，妇人少腹肿，是其例证。肝痹由血滞气郁，风寒湿邪，积而化热生火致燥，故病状复杂，治当清上温下，舒畅肝木，尤宜兼调中土。

肾为胃关，肾痹则邪并于胃，故腹善胀，尻以足挛不伸而代踵，脊由身偻不能直而代头。肾为风寒湿所困，真阳不运，重阴凝结，故善胀而下焦无力，精气耗散也叫作骨痹，应驱阴培阳使精气来复。

脾痹湿盛浊气上逆，肺胃都失清肃下降的本能，所以咳逆同时俱作，脾痛则清阳不升，中气抑郁，上焦被浊阴之气所隔塞，故曰上为大塞。

按：五藏病痹，皆是各藏的本病，由此可知感受风寒湿的痹病，发现各种的病状，即患其他外感内伤的病，到了各藏，亦可发现所列各藏的病状，能知各藏的经脉和性情常变，庶可通一毕万。

【原文】

肠痹者，数饮而出不得，中气喘争，时发飧泄。胞⁽¹⁾痹者，少腹膀胱，按之内痛，若沃以汤，涩于小便，上为清涕。

【词解】

（1）胞：在膀胱之后。

【释义】

肠兼大小肠而言，小肠心之府，邪痹于小肠，火热郁闭，上为数饮，下为癃闭。大肠为肺之府，邪痹于大肠，传导失职，上为中气喘争，下为飧泄对作。

胞在膀胱之后，风寒湿之邪致痹，则血气凝滞，郁而化热，传热于膀胱，按之内痛，膀胱积水，闭而不行，蓄而益热，故如灌入热汤一样，膀胱热久，甚至熬炼积尿，成为砂石，故小便滞涩。太阳膀胱之脉，起目内眦上额交巅，直者从上络脑，膀胱气闭，则小便不泄，清涕上流。

按： 肠痹为府痹，虽轻于五藏，然所合的藏极有关系。胞为冲脉的根底，男女天癸时至，胞乃发育成熟。五藏六府之精汇于此，所以称它为奇恒之府，不列五藏六府之内，亦不列于十二经之内，然实为极重要之府，后世所称命门，或即指此。

【原文】

阴气者，静则神藏，燥则消止，饮食自倍，肠胃乃伤。

【词解】

"虫"：《太素》作急，王冰谓皮中如虫行。

【释义】

藏为阴，府为阳。阴气就是五藏之气。五藏之气安和，则所藏的神都安（肝和魂安，心和神清之类），反之，五藏之气躁扰不宁，则五藏所藏之神，不能安静内藏，必至消止。府以通畅为和平，如饮食过伤，则滞塞肠胃致病。

（凡痹类的病证，不外风寒湿三气为患，但三气有轻重，逢寒则虫者，谓皮中有如虫行，证之临床所见，如寒中虫的证候，确属不少。热与寒相反，与原感的湿合，则筋脉弛纵而缓）。

按： （此叙已感风寒湿三气之邪，而成了痹证的，遇环境变化，气候改变，而发现新的证候。如素蕴有风寒湿者，虽未成痹，但逢气候寒热乍转时，亦有此类现象）。

此节论痹之源，由感风寒湿三气杂至合而成痹，以三气的偏胜，又分痹行，痛，着三种痹。（主及痹成于藏府所现的各种病证，以及成痹之后，遇寒逢热的现象，痹病最多，是为大证，学者对此深加研究，则临证时把握在掌，自可取效准确。）

第二十四节　痹病二

【原文】

［素问·痹论］痹其时有死者，或疼久者，或易已者，其故何也？曰：其入藏者死，其留连筋骨者痛久，其留皮肤间者易也。

【释义】

此言痹病有病久死生的不同，皆各有由来，类风寒湿三气内入于藏，伤其真元，则神气耗达，所以主死，其邪气深者，外不能从五孔出，内不舍于其合，留连于筋骨之间的所以疼痛久而愈，其邪气留着于皮肤之间的，此邪浅而易救，故易于治疗。

【原文】

其客于六府者何也？曰：此亦其食饮居处，为其病本也。

【释义】

痹气客于六府的原因又是怎样？凡饮食不节，则水谷寒热之气伤及六府，居处不常，则外界风湿之邪乘虚侵袭，是饮食不节居处无常则为起病的根本。

【原文】

六府亦各有俞，风寒湿气中，其而食饮应之，循俞而入，各舍其府也。

【释义】

六府经脉所通过的分肉间，都有俞穴，风寒湿三气由外中其俞，而又饮食不节，内伤六府，因此表里之邪，互相感应，循着俞穴乘虚而入，各留着于六府之中。

【原文】

以针治之奈何？曰：五藏有俞，六府有合，循脉之分，各有所发，各随其过，则病瘳⁽¹⁾也。

【词解】

（1）瘳：（音抽）病瘉谓之瘳。

【释义】

用针治疗怎样？五藏各有俞穴，太冲是肝之俞，大陵是心之俞，太白是脾之俞，太渊是肺之俞，太溪是肾之俞，六府各有它的合穴，三里是胃之合，阳陵泉是胆之合，曲池是大肠之合，小海是小肠之合，委阳是三焦之合，委中是膀胱之合，循环经脉所行的部分，各有所发病之经，乃随其病之所在而刺之，则病可愈。

按：痹病是由风寒湿三气杂至合之而成。其预后良否，须审察邪在人体的浅深来决定，而六府之痹，必先有内场为之异，至于针治方法，要根据经脉循行，藏病治其俞，府病治其合的准则。

第二十五节　痿　病

【原文】

［素问·痿⁽¹⁾论］肺热叶焦，则皮毛虚弱急薄，著⁽²⁾则生痿躄⁽³⁾也。心气热则下脉厥而上，上则下脉虚，虚则生脉痿，枢折挈⁽⁴⁾胫纵⁽⁵⁾而不任地也。肝气热则胆泄口苦，筋膜干，筋膜干则筋急而挛，发为筋痿。脾气热则胃干而渴，肌肉不仁⁽⁶⁾，发为内痿。肾气热则腰脊不举，骨枯而髓减，发为骨痿。

【词解】

（1）痿：音委，与萎同。

（2）著：著下《甲乙经》更有"着"字。

（3）躄：音壁，与躄同，足弱不能行走。

（4）挈：音结，悬持的意思，《甲乙经》作瘈，非。

（5）纵：作纵缓解，《甲乙经》作肿，《太素》作疒广，均非。

（6）不仁：是失掉感觉的意思。

【释义】

肺主皮毛而司卫气，肺热叶焦，则不能输精于皮毛，故虚弱急薄，燥着于皮毛，气逆而不能周行，故足膝无力而痿躄。心热上盛，则下行之脉逆而上行，以致上盛下虚，脉痿而不濡筋骨，利关节，故关节枢纽之间如折如絜，胫亦纵缓无力而不能任也。肝气热，则胆汁溢泄而口苦，所主之筋受灼而膜干，干则筋急拘挛，发为筋痿。脾气热，则胃燥而渴，所主的肌肉无津液营养，故肌肉不仁，发为肉痿。肾气热，则所主之骨枯而髓减，腰脊不能伸举，发为骨痿。

按： 本节叙述五藏痿的证象，下节叙得病的原因，心主脉则生脉痿，肝、脾、肾，亦以所主筋、肉、骨，名其所生之痿，肺何以不名皮痿，因肺热叶焦，则津液无从输布，五藏皆燥，发生痿躄，故不仅言皮痿。

第二十六节　厥

【原文】

［素问·厥论］阳气衰于下(1)，则为寒厥(2)；阴气衰于下，则为热厥。

【词解】

（1）下：作足下解。

（2）厥：阴阳之气，在不相顺从的时候，气就逆而上行，忽然发生眩晕仆倒，不知人事等症，这叫作厥，与中风不同。

【释义】

气逆而乱，忽然眩晕仆倒，是名为厥，但是有寒热之分，人生阴阳二气，都是从下而上的，如果在下之阳气衰竭而发厥，这叫作寒厥，在下面之阴气衰竭而发厥，这叫作热厥。

【原文】

热厥之为热也，必起于足下者，何也？阳气起于足五指之表(1)，阴脉者，集于足下而聚于足心(2)，故阳气胜则足下热也。

【词解】

（1）阳气起于足五指之表：足太阳出于足小趾外侧之端（至阴穴），足少阳出于足四趾之端（窍阴穴），足阳明出于足次趾之端（厉兑穴），并循五趾之表而上行。

（2）阴脉者，集于足下而聚于足心：肝脾肾之为阴脉，聚于足指之下，而聚于足心，肾涌泉，脾隐白，肝大敦其所行皆阴分。

【释义】

热为阳邪，为什么反起于足心呢？因为足指之端曰表，为三阳之所起，足下足心为三阴之所聚，若阳气盛，则阴气虚，阴虚者阳必凑之，所以热厥必从足下始，凡病阴虚的人，所以足心多热。

【原文】

寒厥之为寒也，必从五指而上于膝者，何也？阴气起于五指之里⁽¹⁾，集于膝下而聚于膝上，故阴气胜，则从五指至膝上寒，其寒也不从外，皆从内也。

【词解】

（1）阴气起于五指之里：足三阴之血气起于五趾内侧之端，足太阴起于足大趾内侧之端，足厥阴起于足大趾三毛之中，足少阴起于足小趾之下，斜趋足心。

【释义】

五趾为阳气之所起，寒为阴邪，为什么反从五趾而上于膝呢？因为足三阴之血气，起于五趾内侧之端，并沿着五趾之里而上行循股阴，其所行的部位，都是膝上膝下之里，若阴气胜，则阳气虚，阳不胜阴，所以寒厥必起于五趾，而上寒至膝，这是阴胜生内寒，不由外感。

按：厥为重症，人多不识，而指为中风，殊不知中风病多经络之所伤，厥症直因精气之内夺，表里虚实，不可不辨，本节说明厥有寒热之分，并指出其必发之表现，学者宜牢记之。

第二十七节　风　厥

【原文】

［素问·评热病论］有病身热，汗出，烦满，烦满不如汗解，此为何病？曰：汗出而身热者风也，汗出而烦满不解者厥也，病名曰风厥。

【释义】

凡感冒风邪而发热，邪聚胸中而发为烦满的，这种病在汗出后，应当邪从汗解，今有患者身发热，心中烦满，汗出之后，而烦满仍然不解，这叫什么病？风为阳邪，性主疏发，因此，腠理开而津液外泄，但风邪来去，所以身仍发热，风热不去则伤动其肾气而上逆，逆于上则心中烦满不解，此病名叫风厥。

【原文】

愿卒闻之？曰：巨阳主气，故先受邪，少阴与其为表里也；得热则上从之，从之则厥也。

【释义】

愿详细的告诉和这个道理？太阳主表，风邪伤人，表先受之，而少阴与太阴如表里，有连带的关系，阳邪传入少阴之里，少阴的经气就随太阳而上便成为厥，故烦满不解。

【原文】

治之奈何？曰表里刺之，饮之服汤⁽¹⁾。

【词解】

（1）服汤：张景岳说：即《脉度篇》所谓，虚者饮药以补之之意。

【释义】

应当怎样治疗呢？太阳与少阴为表里，则应刺表以泻太阳之风热，刺里以下少阴之逆气，同时并服汤剂，以补肾，则表里兼治，阴阳得调，自然热退而烦满可愈。

按： 张景岳说：风厥之义不一，如本篇者言太阳少阴病也，其在

《阴阳别论》云"二阳一阴发病,名曰风厥"。言胃与肝也;在《五变篇》者曰人之善病风厥漉汗者,肉不坚,腠理疏也;俱当参辨其义,由此而知病名虽同,而病理病因有所不同,我们应当细心研究,以体会它的精神。

第二十八节　热病一

【原文】

[素问·热论] 今夫热病者,皆伤寒之类也。或愈或死,其死皆以六七日之间,其愈皆以十日以上,何也?曰:巨阳(1)者,诸阳之属也,其脉连于风府(2)故为诸阳主气也。人之伤于寒也,则为病热(3),热虽甚不死,其两感(4)于寒而病者,必不免于死。

【词解】

(1)巨阳:即是太阳。

(2)风府:为督脉穴,在项发际。

(3)病热:伤寒病热,是寒伤肌表,阳气被束,不能发越,郁而为热。

(4)两感:是阴阳都病,如太阳少阳皆病。阳明与太阴皆病。少阳与厥阴皆病。

【释义】

此热论"伤寒",是指广义的伤寒。凡外感发热的病皆伤寒一类,故曰:"热病者,皆伤寒之类也。"但伤寒有愈的有死的,他的死都在七日以上,愈都在十日以上。因太阳为六经之长,统摄人身的阳分,诸阳皆其所属,故曰巨阳。他的经脉连风府,覆于巅背的表,主诸为气分,外来的邪,所以必先伤太阳,人伤了寒,而转为热,是寒束肌表,阳气不能散越,郁而为热,但寒气散了,这热就退了。所以虽发热,而不至于死,若两感于邪,则表里都受邪,阴阳交逆,营卫不通,必不免于死。

【原文】

伤寒一日,巨阳受之,故头项痛,腰脊强。

【释义】

寒邪之伤人身，表阳当先受邪，三阳主表，而太阳又为表中之表，故一日太阳受邪，因太阳经脉从头下项，至肩髆，挟脊抵腰，所以出现头痛腰脊强的症状。

【原文】

二日阳明受之，阳明主肌肉，其脉挟鼻，络于目，故身热，目疼，而鼻干，不得卧也。

【释义】

二日阳明受邪，阳明为太阳的内一层，阳明主肌肉其经脉挟鼻络目，所以发现身热鼻干目病不得卧的症状，因阳明主肌肉，故身热倍甚，邪热侵胃，则烦而不得卧，目痛鼻干，是它的经脉所经的道路。

【原文】

三日少阳受之，少阳主骨⁽¹⁾其脉循胁，络于耳，故胸胁痛而耳聋。

【词解】

（1）少阳主骨：出于《灵枢经脉篇》，主骨者，是说少阳在它的经络上，所以出现的病，皆属于骨，此篇张马注皆谓少阳主胆，本经文除阳明主肌肉外，其他皆无有所主，此句疑是衍文。若不是衍文，其他四经应有遗脱。

【释义】

三日少阳受邪，少阳在阳明之后，为三阳气尽，接近三阴，为半表半里的经，它的经脉，循胁络耳，故现胁痛耳聋的证状。

【原文】

三阳经络皆受病，而未入于藏⁽¹⁾者，故可汗出而已⁽²⁾。

【词解】

（1）未入于藏：据全元起云："藏作府，伤寒之病，始入于皮肤之腠，渐胜于诸阳而未入府，故须汗发其寒，热而散之。《太素》亦作府。"按照本经表里二法的文意，应作藏字。藏者，里也，阴也。是说三阴经络受病在表在阳而未入于里阴，故可发汗而解。

（2）已：已字是说病愈了。

【释义】

三阳皆为表，表邪而没有入于藏，皆可用发汗的方法，由汗而散之。

【原文】

四日太阴受之，太阴脉布胃中，络于嗌，故腹满而嗌干。

【释义】

四日太阴受邪，邪在三阳，没有汗解，就入于三阴。三阴，太阴在前，故太阴先受邪，太阴经脉布胃络于嗌，所以现腹满而嗌干的证状。

【原文】

五日少阴受之，少阴脉，贯肾络入肺，系舌本，故口燥舌干而渴。

【释义】

五日少阴受邪，少阴居太阴之后，故继续太阴而受邪。少阴经脉贯肾络肺系舌本，故现出口燥舌干而渴的症状。

【原文】

云日厥阴受之，厥阴脉循阴器而络于肝，故烦满⁽¹⁾而囊中缩⁽²⁾。

【词解】

（1）烦满：满与闷同。

（2）囊中缩：在女子则阴户急痛，牵引少腹。

【释义】

六日厥阴受邪，厥阴为阴之尽头，它的经脉，循阴里而络于肝，故现出烦满，囊中缩的症状。

【原文】

三阴三阳，五藏六府，皆受病。荣卫不行，五藏不通，则死矣。

【释义】

伤寒邪在经络皆为表证，经传尽，而正气来复，应当渐解。若六经传遍，而邪气不退，则深入于里阴，则五藏六府皆受病了，邪盛于外，则营卫不行，气竭于内，则五藏不通，故六七日而死。

【原文】

其不两感于寒者，七日巨阳病衰，头痛少愈。八日阳明病衰，身热少愈，九日少阳病衰，耳聋微闻。十日太阴病衰，腹减如故，则思饮食，十一日少阴病衰，渴止不满[1]舌干已而嚏。十二日厥阴病衰，囊纵，少腹微下，六气[2]皆去，病日已矣。

【词解】

（1）不满：上文无腹满二字，《甲乙经·伤寒例》引此。并没有不满二字，确是衍文。

（2）六气：指六邪之气，就是热邪。

【释义】

此由六经相传，不是两感于寒，至若七日正气来复，太阳病气衰，则头痛见轻而少愈。入日阳明病衰，身热少愈。九日少阳病衰，耳聋微闻。十日太阴病衰，腹满已减，且思饮食，十一日少阴病衰，渴止舌干既已，而且发嚏，十二日厥阴病衰，囊中纵、少腹微下，有这样的现象，知六邪已去，病就日见其愈了，所以说其愈，都在十日以上者，就是这个原由。

【原文】

治之各通其藏脉[1]，病日衰已矣，其未满三日者，可汗而已，其满三日者，可泄而已。

【词解】

（1）藏脉：这藏字包括府说。

【释义】

以上六经的治法，应通其藏脉，即是随经分治的道理。假如传经的邪，没有满三日，则邪气尚在表面，故可用汗法而解。若满二日，其邪已传里了，可用下法而解。此见表里治法的大体，应当从表里为根据点。

【原文】

热病已愈，时有所遗⁽¹⁾者，何也？热甚而强食之，故有所遗也，若此者，皆病已衰，而热有所藏，因其谷气相薄，两热相合，故有所遗也。……热病少愈，食肉则复，多食则遗，此其禁也。

【词解】

（1）遗：指病后有遗留症，是说病衰，而余热未尽。

【释义】

若病已衰，而热没有尽，不宗禁忌而强食，则病后阳邪与食相并，是为两相合邪，必留连而不解，所以说，热病少愈，食肉则复，多食则遗，复者，病复发作，遗者，病之延久。病后脾胃气尽，肉食之类，更难消化，故曰此其禁也。

按： 本节是论六经传变的症状，及病愈病死的理由，与治法禁忌等。我们对此经文应注意的，是要认识病邪入于某经，现出什么症状。（如一日太阳受邪，则头项痛腰脊强，以至六日厥阴受邪，则烦满囊缩等。）经文一日至六日的序次，是言其常，若以经来说，是不可以固定的。如一日邪在太阳，二日不一定传至阳明，《伤寒论》有，"二日三日阳明证不见者，为不传。"三日后，三阴当受邪，"能食而不呕者"为三阳不受邪，李东垣曰："传经有巡经传，越经传，表里传"，陶节庵曰，自太阳至厥阴，六日传尽，邪气衰，不再传而愈的，有邪不罢而再传的，有初入太阳不治郁热直入少阴的，或直入阴经而成寒证的。若不发热，四肢厥冷，恶寒，是直中的阴证，此类说法，尤须注意，不然就有误治的危害，经文说未满三日，可汗而已，满三日者，可泄而已，此亦是言其常。邪在三阳有宜汗的，有宜和解的，邪入三阴，有宜清解的，有宜下夺的。总以辨证为主，不要为日数所限，知其常，达其应，是为至要。至于病遗热，是邪未尽而强食，这也是医之不可不知道的。

第二十九节　热病二

【原文】

［素问·热论］凡病伤寒而成温者，先夏至为病温，后夏至为病暑。暑当与汗，皆出勿止。

【词解】

伤寒的发病，冬令者为正伤寒，若发于夏至以前，则为病温；发于夏至以后，则为病暑。至于病暑当令暑气与汗俱出，不可用止法，经文的意思，如若用止法，其热必更甚。

按：此节《生气通天论》："冬伤于寒，春必病温"，及仲景"中寒而即病者，名曰伤寒，不即病入于肌肤，至春变为温病，至夏变为暑病。"之义。暑与温皆为热证，是以时令而定名。《难经·五十八难》说伤寒有五，温病就是其中的一种。暑病即是热病，也属五十八难中的一种。暑病与汗俱出者，以我们的治法来说，当清热邪，如白虎汤之类。

第三十节　五藏热病

【原文】

［素问·刺热论］肝热病者，小便先黄，腹痛多卧身热热争则狂言及惊，胁满痛，手足躁，不得安卧，……刺足厥阴少阳，其逆则头痛员员[1]，脉引冲头也。

【词解】

（1）员员：头部周围小痛貌。

【释义】

凡五藏之热病，不是遽然而成的，必先有内因之热，加以外邪相干，与内因之热相争，遂成重病，试就肝经来说，凡患肝热病的人，其始必先小便黄，先腹痛，先多卧，而身乃热。因为肝脉环阴器，抵少腹而上，所以小便黄，小腹痛，肝主筋，筋热则软，所以多卧，木火主气，所以身热，到了外邪入藏，与内因之热交争，痛势就加重了，足厥阴与手厥阴同气，热争则手厥阴亦痛，故狂言而惊，肝脉行身之两侧，故胁满痛，肝主风，风淫四末，故手足躁，肝病热，必吸少阴肾中之真阴，阴伤故不得安卧，少阳为厥阴之表，皆可泻其热邪，故厥阴与少阳并刺，肝脉与督脉会于巅，其气逆于上，故头部周围小痛，因脉引而上冲于头。

【原文】

心热病者，先不乐，数日乃热，热争则卒心痛烦闷善呕，头痛面赤，无汗，刺手少阴太阳。

【释义】

凡患心热病的人，其始必先不乐，因为心在志为喜，病气入于心之经络，神志受了伤损，故先有不乐的予兆，如此数日就发起热来了。到了外邪干藏，与内因之热交争，故卒然心痛而烦闷，呕为肝病，木火同气，所以热甚而肝病亦见，头为精明之府，手少阴之脉，又上出于面，心火上炎，所以头部疼痛，面现赤色，汗为心液，心液则热止，故无汗，手太阳为少阴之表，故当并刺以泻其热。

【原文】

脾热病者，先头重，颊痛，烦心，颜⁽¹⁾青，欲呕，身热。热争则腰痛，不可俛仰，腹满泄，两颔痛……刺足太阴阳明。

【词解】

（1）颜：作额解。

【释义】

凡患脾热病的人，其始必先有头重颊痛，烦心，颜青，欲呕，身热诸病状。因为脾与胃为表里，脾病必及于胃，阳明胃脉循颊车，上耳前，至额颜，所以先头重颊痛，脾脉注心中，所以先心烦。肝木乘脾，所以先颜青欲呕。太阴阳明主肌肉，所以邪盛则身热。到了外邪干藏，与内因之热交争，则腰痛不可俛仰，这是什么理由呢？因为腰为肾府，热争于脾，则土邪乘肾，必注于腰，腰为屈伸之机，故病则不可以俛仰。太阴之脉，入暖床脾络胃，故腹满而泄。阳明脉循颐后下，出大迎，故两颌痛。胃为太阴之表，故当并刺以泻其热。

【原文】

肺热病者，先淅然⁽¹⁾厥起毫毛，恶风寒，舌上黄，身热。热争则喘咳，痛走胃膺背，不得太息，头痛不堪，汗出而寒……刺手太阴阳明，出血如大豆，立已。

【词解】

（1）淅然：凛寒的意思。

【释义】

凡患肺热病的人，其始必先淅然厥起毫毛，恶风寒，因为肺主气，又主皮毛，肺病则气愤郁，不能捍卫皮毛，所以淅然寒厥，从毫毛而起，厥起毫毛，故恶风寒。肺气不化，则湿热聚而不行，所以舌黄而身热，到了外邪干藏与内因之热交争，肺气郁极则喘，火盛克金则咳。肺主膺胸，其俞在背，故痛走胸膺背，且不得太息，喘逆在肺，气不下行，则三阳俱壅于上，故头痛不堪，热邪在肺，则皮毛不敛，故汗出而寒，太阴阳明二经为表里，俱当刺之。

【原文】

肾热病者，先腰痛胻酸，苦渴数饮，身热，热争则项痛而强，胻寒且酸，足下热，不欲言。其逆则项痛，员员澹澹⁽¹⁾然，……刺足少阴太阳。

【词解】

（1）澹澹：不定之貌。

【释义】

凡患肾热病的人，因为肾脉贯腰背，腰乃肾府，故其始必先腰痛，肾主骨，其脉循内踝之后，以上腨内，故先胻酸。足少阴经之直者，循喉咙，挟舌本，肾主五液而恶燥，肾热则肾水被耗，故先苦渴数饮，肾应病热，故身热。到了外邪干藏，与内因之热交争，太阳之脉，从巅入络脑，还出别项下，肾病至于热争，藏病进而移之府，故项痛而强。少阴之脉，斜走足心，上腨内，故热极则胕寒，且酸，足下发热，它的直行经脉，从肾上贯肝鬲入肺中，循喉咙，挟舌本，故热甚则不欲言，若肾气自逆，精髓不能循脊注项，故项痛，员员而不定，少阴太阳相表里，俱当刺之。

　　按：《热论》分别六经，《刺热论》分别五藏，正彼此互相发明。五藏热病是以情志内伤为主，非若热论伤寒是以外邪所干为因。所以，五藏热病，是先述一般症状，再及热争重证，这种描述方法，亦犹伤寒之由浅而深。但《刺热论》是由里及表，而《热论》则是由表及里，则又当有所区分，并指出热在何藏，则症现何状，以及应刺何经，从而给后世在临床辨证施治上，有很大的启发意义。

第三十一节　阴阳交

【原文】

　　[素问·评热病论] 有病温者，汗出辄复热，而脉躁疾[1]，不为汗衰，狂言不能食……病名阴阳交[2]，交者死也。

【词解】

　　（1）脉躁疾：指脉搏的形象，躁速不静。

　　（2）阴阳交：是说阴液外泄，阳邪内陷。

【释义】

　　患温病的人，汗出之后，邪气应当从汗而解除，热退脉静，今乃汗既出而脉尚躁疾，是热不因汗透而衰退，并且，语言狂妄，不能进饮食。汗乃阳液，外出于阳，阳热不从外解，又陷而入阴，这种病叫作阴阳交，此为死症。

【原文】

　　人所以汗出者，皆生于谷，谷生于精，今邪气交争于骨肉而得汗者，是邪却而精胜也。精胜则当能食而不复热，复热者邪气也，汗者精气也，复热者邪气也，汗者精气也，今汗出而辄复热者，是邪胜也，不能食者，精无俾[1]也，病而留者，其寿可立而倾也。

【词解】

（1）俾：作倚藉解。

【释义】

汗的发源有二：一出于水谷之精，一出于肾藏之精，但是肾藏之精，也是水谷所生物，所以说皆生于谷，谷生于精。今邪气伏匿于骨肉之间，与正气交争而得汗，是邪气退却，而精气战胜了，精气既胜，则当能食，化水谷而为精，邪以汗解，则当不复发热，如果复热，是邪气尚在，其所出之汗，是精气徒泄，故汗出而輒复热的，是邪留不去，而复伤其阴精之候，肾为水藏，是受五谷之精贮藏起来的，精气既已受伤，而又不能进食，是精气的生源，无所依藉了，如此，则病虽留连，其寿命是可之待而倾的。

【原文】

且夫热论曰：汗出而脉尚躁盛者死。今脉不与汗相应，此不胜其痛也。其死也明矣。狂言者是失志，失志者死，今见三死，不见一生，虽愈必死也。

【释义】

《热论》说："汗出而脉尚躁盛者死"，是说汗出之后，应当热退脉静，今汗出而脉尚躁盛，谓之脉与汗不相应，此真阴竭而邪气胜也，故主死。肾藏志，病者至于狂言，是精气伤而志先失，志先失者亦主死。今审其症状与脉象：汗出，复热，不能进食，是死征之一，其脉尚躁疾，是死征之二，汗后反狂言失志，是死征之三。肾藏的精气已经败了，明明的生源又断决了，只见有三种死征，而未见一线生机，这样，虽暂时似愈，而终久不免于死亡的。

按： 本节详言阴阳交而致死之故。阴阳之气，本来是相交而相生的，今阴液外泄，阳邪内陷，阴阳错乱，以致身热而脉更躁疾，神志不守而狂言，胃气不和而不能食，是正气竭，邪气胜，所以予后多不良，凡温病误作伤寒治，妄用辛温发表多有此候，学者不可不知。

第五章 病机

第三十二节 痎疟日作与间日作

【原文】

［素问·疟论］夫痎[1]疟皆生于风，其蓄作有时者，何也？

【词解】

（1）痎：皆"疟疾"的总称。

【释义】

张景岳说：痎皆也，疟，残疟之谓，疟症虽多，皆谓之疟，故曰"痎疟"，推求其因，都由于风邪之侵袭，病息邪状，叫作蓄，病发邪动叫作作。疟邪的蓄作，是有一定时间的，其原因安在呢？

【原文】

曰：疟之始发也，先起于毛，伸欠[1]乃作，寒热鼓颔，腰脊俱痛，寒去则内外皆热，头痛如破，渴欲冷饮。

【词解】

（1）伸欠：引伸而呵欠。

【释义】

疟疾开始发作的时候，首先感觉毫毛竖立，继则引伸而呵欠，乃至寒冷战慄，两颔鼓动，腰脊都痛。及至寒冷停止，接着便内外发热，头痛有如破裂，口渴，喜欢冷饮。

【原文】

何气使然，愿闻其道？曰阴阳上下交争，虚实更作，阴阳相移也。

【释义】

疟疾所以发寒热的，是因为阳主上行，阴主下行，邪气束之，则阴阳之气，上下相争，阳虚则外寒，阴虚则内热，阳盛则外热，阴盛则内寒，邪入于阴，则阴实阳虚，阳虚则寒，邪入于阳，则阳实阴虚，阴虚则热。其所以虚实更作，寒热往来的，是由于阴阳互相移易的缘故。

【原文】

阳并于阴，则阴实而阳虚。阳明虚，则寒慄鼓颔也，巨阳虚时，腰背头项痛。三阳俱虚，则阴气胜，阴气胜则骨寒而痛。寒生于内，故中外皆寒。

【释义】

如果阳气与邪气相搏而并于阴，是为阴实阳虚，必然发寒，阳明胃脉交于颔下，其气虚，所以寒战而口齿振动，巨阳之脉，从头下项，循背里，挟脊，抵腰中，所以巨阳虚，则腰背头项痛，阳明巨阳既虚，而少阳亦虚，则三阳都虚。三阳虚则阴气胜，阴气胜，故觉骨寒，阳气虚则气不行，血脉凝滞，故骨寒而痛。此寒从内生，故中外皆寒。

【原文】

阳盛则外热，阴虚则内热，外内皆热，则喘而渴，故欲饮冷也。

【释义】

如果阴并于阳，则阳寒阴虚，阳主外，阳盛则外热，阴主内，阴虚则内热，外内皆热，热则伤气，所以发喘，热则伤津，所以口渴而喜冷饮。

【原文】

此皆得之夏伤于暑，热气盛藏于皮肤之内，肠胃之外，此荣气之所含也。

【释义】

这都是由于夏天伤了暑气，或贪凉取快，或以冷水沐浴，使热气不得发越，留在于肌肤之内，肠胃之外，这是荣气所属的地方，暑气即伏于此。

【原文】

此令人汗空疏，腠理开，因得秋气，汗出遇风，及得之以浴，水气舍于皮肤之内，与卫气并居，卫气者昼日行于阳，夜行于阴，此气得阳而外出，得阴而内薄，内外相搏，是以日作。

【释义】

此字指暑气而言，暑气能使人汗孔疏松，腠理开泄，到了秋凉的时候，因汗出而感受风邪，或沐浴后感受水邪，风邪与水邪停留于皮肤之内，与卫气并处，再与伏邪相搏，病就发作了。而卫气一日一周，白天行于阳经，夜间行于阴经，此邪气得阳而外出，疟之所以发，从阴而内入，疟之所以蓄，内外交迫，随卫而行，所以一日一作。

【原文】

其间日发暑，由邪气内薄于五藏，横连募原[1]也，其道远，其气深，其行迟，不能与卫气俱行不得皆出，故间日乃作也。

【词解】

（1）横连募原：张隐菴氏，横连于藏府之膏膜。

【释义】

其中有间日而发病的，这是由于邪气迫近于五藏，横连于藏府的膏膜，其道路遥远，其邪气深藏，其行于皮肤也迟，不能与卫气并行，而不得同时外出相应，所以间日才能发作。

按：风寒暑湿，皆能为疟，因风为百病之长，故首言风而后言暑湿，本节开始揭出疟疾发冷发热的状态，非常逼真。其所以发冷发热之故，是由于阴阳上下交争，虚实更作，阴阳相并所致，追溯其源，皆由于先受暑热，以后再受风寒或水湿而发病。病的发作为休止，与人的卫气有密切关系，疟邪在人体内，必与卫气相逢，病始发作，发作到了极点，阴阳气衰，则邪气与卫气相离，病始休止。感邪浅的，其邪气日与卫会则日作，感邪深的，道远行迟，不能日与卫会，所以间日乃作，这都是古人在临床上经过了不断的观察于体验，才有此正确的认识。

第三十三节　温疟　瘅疟

【原文】

［素问·疟论］温疟者：得之冬中于风寒，寒气藏于骨髓之中，至春则阳气大发，邪气不能自出，因遇大暑，脑髓烁肌肉消，腠理发泄，

或者所用力，邪气与汗皆出，此病藏于肾，其气先从内出之于外也。

【释义】

肾应冬，其主骨髓，患温疟的人，是得之冬中于风寒，邪气藏于骨髓之中，到了春令，则阳气大发，邪在骨髓，气行经脉，邪气犹不能自出，到了夏令，遇到大暑，暑热上炎，则脑髓熏烁，暑行肌肉，则肌肉消瘦，暑开腠理，则腠理发泄，或因有所用力，劳其形体，则骨髓所藏的邪气，与汗皆出而为疟，此病是邪藏于肾，夫气先从内之骨髓，而出于肌肉腠理之外。

【原文】

如是者，阴虚而阳盛，阳盛则热矣。

【释义】

如此病象，是因大暑消烁，阴气受伤，阳气太盛，所以发热。

【原文】

衰则气复反入，入则阳虚、阳虚，则寒矣，故先热而后寒，名曰温疟。

【释义】

热极必反，复入阴分，故阴盛而阳虚，阳虚则又恶寒，这个病的发作，是先热而后寒，故叫作温疟。

【原文】

瘅疟者，肺素有热，气盛于身，厥逆上冲，中气实而不外泄，因有所用力，腠理开，风寒舍于皮肤之内，分肉之间而发，发则阳气盛，阳气盛而不衰，则病矣。

【释义】

患瘅疟的人，因肺藏平素有热，肺主气，肺既有热，则气盛于身，气盛则厥逆上冲，中气实而不能外泄于皮毛，则肺热而实，如果有所用力，劳其形体，则腠理开疏而汗出，腠理在皮肤之内，分肉间间，腠理开疏而汗出，则风寒复舍于皮肤之内，分肉之间，与积热相转而发病，

第五章 病机

发则阳气盛，阳气盛而不衰，故但热不寒，则病瘅疟。

【原文】

其气不及于阳，故但热而不寒，气内藏于心，而外舍于分肉之间，令人销铄脱肉，故名曰瘅疟。

【释义】

为什么但热不寒呢？因为其气不反于阴，故但热不寒，因为但热不寒，则邪热之气，内藏于心，而外出则留连于分肉之间，能使人津液消烁，肌肉日渐消瘦，这个病的特征，是但热不寒，故叫作瘅疟。

按：温疟舍于肾，是寒气积久，从内达外，非犹伤寒之由表传里。瘅疟舍于肺与心，是火盛乘金，阴虚阳亢，二者皆非正疟，切不可以治正疟之法治之。

第三十四节　肠　澼

【原文】

［素问·通评虚实论］肠澼⁽¹⁾便血身热则死，寒则生。

【词解】

（1）肠澼：就是现在所说的痢疾，自仲景而后，又叫滞下。

【释义】

肠澼就是痢疾，有热病、白痢、赤白痢的分别，肠澼便血为赤痢，患赤痢的人，如果发热，则为阳胜阴败，主死。寒则营气未伤，故生。

【原文】

肠澼下白沫，脉沉则生脉浮则死。

【释义】

肠澼下白沫为白痢，患白痢的人，脉见沉象，是病在阴而见阴脉为顺，故生，如果脉浮，是病在阴而见阳脉为逆，故死。

【原文】

肠澼下浓血脉悬绝则死，滑大则生。

【释义】

肠澼下浓血，为赤白痢，脉不可悬绝，如果太过，则坚而博，不足，则微而脱，这都是胃气去而真藏见，邪实正滑，势相悬绝，故死，若脉见滑大，滑因血盛，大为气充，血气未伤，故生。

【原文】

肠澼之属，身不热脉不悬绝何如？曰滑大者曰生悬涩者曰死，以藏期之。

【释义】

凡肠澼之属，身不热，脉不悬绝，也是脉得滑大的则生，脉见悬涩的则死。

【原文】

［素问·大奇论］脾脉外鼓沉为肠澼，久自已。

【释义】

肠澼就是痢疾，前面已经说过，凡脾肝肾心，皆主阴分，如果为寒湿热所伤，皆能为肠澼，兹就其脉象，分别病之轻重，如肠澼而脾脉外鼓沉，沉为在里，而兼外鼓是有出表之象，邪不甚染，故久者自已。

【原文】

肝脉小缓，为肠澼易治。

【释义】

肠澼之病，其肝脉大而急的为木胜，木胜则贼土，其病难愈，若肝脉小而缓，是肝木柔和，土无贼害，故易治。

【原文】

肾脉小搏沉为肠澼下血，血温身热者死。

【释义】

肠澼而肾脉小搏沉，肾居下部，其脉太沉，若小而搏，是阴气不足，阳气乘之，所以下血，若血液温，而身热高，是邪火有余，真阴丧败，是预发不良的死候。

【原文】

心肝澼亦下血，二藏因病者可治，其脉小沉涩为肠澼，其身热者死，热见七日死。

【释义】

心生血，肝藏血，肝藏血，所以二藏移热于肠而为肠澼，亦有下血的症状，然两藏同病，是木火相生，为顺，故可治，若二藏之脉，小而沉涩，是阴不足而血伤，其势为逆，若再加发热，是阳盛阴竭，故为死，其死期当在发热后的七天左右。

按：肠澼，就是今之所谓痢疾，大要分为赤痢白痢，赤白相间痢，系病之因，大都由于寒湿热伤人之气血，方书言之甚详，本节经文所言，与痢疾有关的藏器，与脉症的逆顺，此皆古人在临床上所积累的经验，足资参考。

第三十五节　咳

【原文】

[素问·咳论] 肺之令人咳何也？曰五藏六府皆令人咳非独肺也。皮毛者，肺之合也。皮毛受邪气，邪气以从其合也。

【释义】

肺能使人咳嗽，是什么原因呢？五藏六府之邪，都能上归于肺而为咳，不单是肺藏能使人咳嗽，人的周身气管，外则散为毛窍，内则总统于肺，所以说皮毛是与肺相配合的，如果皮毛先感受外来的寒气，则肺先受伤，发为咳嗽。

【原文】

其寒饮食入胃从肺脉上至于肺则肺寒，肺寒则外内合邪，因而客⁽¹⁾之则为肺咳。

【词解】

（1）客：如客之留合于其间也，可作侵犯解。

【释义】

如果寒饮食入于胃部，则胃部的寒气，也能伤肺，因为肺脉起于中焦，还循胃口，寒饮入胃，则冷饮之气必从肺脉以上入于肺，所谓形寒饮冷则伤肺，肺既感受风寒，而又加以饮食之寒，是谓外内合邪，两邪侵犯于肺，所以成为肺咳。

【原文】

五藏各以其时⁽¹⁾受病，非其时各传以与之。

【词解】

（1）各以其时：谓五脏各有所之时令。

【释义】

五藏之气，合于四时，如春肝，夏心，秋肺，冬肾等。但非其时，也可各传于肺藏而为咳，如心、小肠、肝、胆、三焦之火，脾肾膀胱之湿，胃、大肠之燥，传入于肺，皆能作咳。

【原文】

肺咳之状咳而喘息有音甚则唾血。

【释义】

肺出音声，以司呼吸，肺受寒邪，则呼吸不利，故肺咳之状，咳而喘息有音，如果肺络受伤，甚至唾血。

【原文】

心咳之状，咳则心痛，喉中介介⁽¹⁾如梗状，甚则咽肿，喉痹⁽²⁾。

【词解】

（1）介介：坚硬而有妨碍之意。

（2）喉痹：谓喉痹而痛。

【释义】

心脉起心中，上挟咽，复从心系上肺，气通于喉，故心咳之状，咳则心痛，咽肿梗塞不利，如果心火亢盛而灼津，必咽肿喉痹。

【原文】

肝咳之咳则两胁下痛，甚则不可以转，转则两胠⁽¹⁾下满。

【词解】

（1）胠：即胁下。

【释义】

肝脉布胁肋，上注肺，故肝咳之状，咳则两胁下痛，如果邪阻经气，使人不能转侧，转侧则两胠下胀满。

【原文】

脾咳之状，咳则右胠下痛，阴阴⁽¹⁾引肩背，甚则不可以动，动则咳剧。

【词解】

（1）阴阴：即隐隐是形容深漫而痛之象。

【释义】

脾藏虽居左，而气行于右，故脾咳之状，咳则右胠下痛，脾气上通于肺，肺之俞在肩背，故咳则牵引背隐隐作痛，脾为坤土而体静，故咳甚则不可以动，动则其咳益甚。

【原文】

肾咳之状，咳则腰背相引而痛，甚则咳涎。

【释义】

肾脉贯脊系于腰，故肾咳之状，咳则腰背牵引而痛，肾为水藏主涎饮，故咳甚涎亦随之而出。

【原文】

五藏之久咳，乃移于六府。脾咳不已，则胃受之，胃咳之状，咳而呕，呕甚则长虫出。

【释义】

五藏的咳，久而不愈则病必及于府，各因其合而表里相移，脾与胃合，故脾咳不已则移传于胃，胃咳之状，气逆而呕，胃中必有蛔虫，呕甚则不能安居，随之而出。

【原文】

肝咳不已，则胆受之，胆咳之状咳呕胆汁。

【释义】

肝与胆合，故肝咳不已，则移传于胆，胆咳之状，则气逆而呕出胆汁。

【原文】

肺咳不已，则大肠受之，大肠咳状，咳而遗失。

【释义】

肺与大肠合，肺咳不已，则移传于大肠，大肠咳状，则大便失禁。

【原文】

心咳不已，则小肠受之，小肠咳状，咳而失气，气与咳俱失。

【释义】

心与小肠合，心咳不已，则移传于小肠，小肠咳状，咳则气下奔而为失气，下气泄则咳平，故气与咳俱失。

【原文】

肾咳不已，则膀胱受之，膀胱咳而遗溺。

【释义】

肾与膀胱合，肾咳不已，则移传于膀胱，膀胱咳状，咳则气下而为遗溺。

【原文】

久咳不已，则三焦受之，三焦咳状，咳而腹满，不欲食饮。此皆聚于胃，关于肺，使人多涕唾而面浮肿气逆也。

【释义】

久咳不止，则上中下皆病，而三焦受之，三焦病则失其出物为降之用，所以腹满不欲饮食。六府以胃为本，五藏以肺为先，故五藏六腑之咳，都是聚于胃，关于肺，聚于胃则使人多涕唾而面浮肿，关于肺，则气上逆。

按： 本节描述各种咳嗽的症状极详细，这都是古人在实践观察中所得的深刻体验。形容饮冷则为肺咳，但五藏六腑能为咳，其病原不单独属于肺藏，所以在治疗时，应根据症状分别施治。

第三十六节　喘　汗

【原文】

［素问·经脉别论］凡人之惊恐恚[1]劳动静，皆为变也。是以行则喘出于肾，淫气[2]病肺；有所堕恐，喘出于肝，淫气害脾；有所惊恐，喘出于肺，淫气伤心，度水跌仆，喘出于肾与骨。当是之时，勇者气行则已，怯者则著而为病也。

【词解】

（1）恚：音秽，作怒字解。

（2）淫气：是病气偏胜，而移害于他处之谓。

【释义】

凡人居处安静，血气和平，经脉也就按其正常的规律而活动，自然无病变之可言。若为情志所伤，即能使人体的机能而起变化，必或受惊骇，或有恐惧，或生恚怒，或多劳累，以及过动过静，都能使血气受其影响，经脉也就随之而变。试举喘而言之，凡喘皆属气，其病在阳，人若经脉调和则喘自不生，失其常，则必发生喘促。肾为少阴，阴气受于夜，若夜间奔走太过，气不闭藏，则喘出于肾，肺肾为子母之藏，少阴之脉又上入肺中，所以淫气病肺。如因堕坠而内恐，堕伤筋，肝主筋，故喘息自肝而出，肝木侮脾所以淫气害脾。如因惊而内恐，则气机内乱，肺主气，故喘出于肺；肺为心之华盖，所以淫气伤心。水气通于肾跌仆伤于骨，其既堕且惊甚于夜行，所以喘出于肾与骨。此五藏病喘，经脉失常，而为经脉之变。在这个夜行堕恐惊恐跌仆的时候，强壮的人，正气充足，淫气流行，不至于病；怯弱的人，正气不足，淫气不得流行，则必留着而为病。

【原文】

故曰诊脉之道，观人勇怯，骨肉皮肤，能知其情，以为诊法也。

【释义】

所以说诊病之道，要看人紫气的勇怯，骨骼有坚脆之分，肉理有疏密之别，皮肤有厚薄之辨。在这些方面，要仔细审察，了解病情，这是诊断中方法之一。

【原文】

故饮食饱甚，汗出于胃。惊而夺精⁽¹⁾，汗出于心。持重远行，汗出于肾。疾走恐惧，汗出于肺。摇体劳苦，汗出于脾。故春秋冬夏四时，阴阳生病，远于过用，此为常也。

【词解】

（1）惊而夺精：言人受惊恐以后，精神受到损伤。

【释义】

再就汗言之，凡汗皆属精，其病在阴，人若经脉调和则汗自不出，失其常，则不免于汗出，汗为精液，精液皆饮食所化，若饮食过饱，则胃络不和，故汗出于胃。人受惊恐使精神受到损伤，则心脉不和，故汗出于心。负重远行，，则伤肾主之骨，故汗出于肾。疾走则伤筋，恐惧则伤魂，肝主筋而藏魂，而汗出于肝。摇动四体，劳苦太过，则伤脾主之肌肉，故汗出于脾。人的五藏之气，是适应于四时之变化，各有它的活动范围的，凡阴阳不和而生病，都是使用失其常度所致，此为一定不易之理。

按：经脉始于肺，终于肝，周流不息，是按其正常规律而活动的，

第五章 病 机

假使惊恐恚怒，使情志有所变动，则藏气独至必失其常度，特举喘汗为例以证之，并说明喘汗发生的由来，和藏器的所在，此亦医之所应当认识的。

第三十七节　热中消中

【原文】

［素问·腹中论］热中⁽¹⁾消肿，不可服高⁽²⁾粱芳草石药，发瘨⁽³⁾，芳草发狂⁽³⁾。

【词解】

（1）热中消肿：王冰说多饮数溲，谓之热中多食数溲，谓之消中。

（2）高：同膏。

（3）瘨狂：瘨同癫，多喜曰瘨，多怒曰狂。

【释义】

凡患热中消之病，不可吃肥美的食物，和方草金石的药品，因金石之药沉重为阴，可以令人发癫，芳草之气为散为阳，可以使人发狂。

【原文】

无热中消中者，皆富贵人也，今禁高粱是不合其心，禁芳草石药是病不愈，愿闻其说。

【释义】

高粱、芳草、石药，三者皆能助热，亦能销明，故凡患热性病的，所当禁用。热中消中即内热病，独富贵之人多有之，若集食美味是不合其心，留中之病，宜于上下分销，若禁芳草石药，其病又不能愈，对此将如何处理，愿闻其说。

【原文】

夫芳草之气美，石药之气悍，二者其气急疾坚劲，故非缓心和人，不可服此二者。

【释义】

芳草之气香美而上散，石药之气慓悍而下沉，是芳草之气急疾，石药之气坚韧。故非性缓心和之人，不可以服。

【原文】

不可以服此二者，何以然？曰：夫热气慓悍，药气下然，二者相遇，恐内伤脾。

【释义】

脾为阴中之至阴，阳胜则伤阴，今热中消中二证乃热气慓悍而然，若更服芳草石药，其气亦热而慓悍，二热相合则恐内伤于脾。

【原文】

脾者土也，而恶木，服此药者，至甲乙日更论。

【释义】

脾属土，土恶木克，凡服此药者，通甲乙日，观察是否发生变化，再作论断。

按：《奇病论》曰：肥者令人内热，甘者令人中满，故其气上溢转为消渴，因富贵之人，多食肥美，气积成热，则转为热中消中，所以本节指出，患此病者，对于高粱芳草石药之类，皆当禁之。

第三十八节　脾瘅胆瘅

【原文】

［素问·奇病论］有病口甘者，此五气⁽¹⁾之溢⁽²⁾也，名曰脾瘅⁽³⁾，夫五味入口藏于胃，脾为之行其精气，津液在脾，故令人口甘⁽⁴⁾也，此肥美之所发也，此人必数食甘美而多肥也，肥者令人内热甘者令人中满故其气上溢，转为消渴⁽⁵⁾治以兰⁽⁶⁾，陈陈⁽⁷⁾气也。

【词解】

（1）五气：指土气。

（2）溢：是指泛溢。

（3）痹：盛热的意思。

（4）甘：脾在味为甘。

（5）转为消渴：即是说久则转为消渴病。

（6）兰：即兰草。

（7）陈：陈郁蓄热之气。

【释义】

口味觉甜，乃湿热蕴郁使然，亦间有挟虚者，失治则多转为消渴，非芳香化浊之品所能治，故知用兰除陈气，当在脾瘅口甘之时。

按：脾瘅为常见之证，如不早辨明施治，则有上溢而转为消渴者，其治脾瘅用兰，取其芳香辟秽除陈郁之气，非谓既成消渴之后，仍以兰为特效药，有误以兰为治消渴主药者不可从。

【原文】

［素问·奇病论］有病口苦者，名曰胆瘅⁽¹⁾，夫肝者中之将也，取决于胆，咽为之使⁽²⁾，此人者，数谋虑不决，故胆虚⁽³⁾气上溢而口为之苦⁽⁴⁾。

【词解】

（1）胆瘅：胆热病。

（2）使：胆脉上挟咽，肝脉循喉咙之后，上入颃颡是肝胆皆会于咽，故咽为之使。

（3）虚：胆为中清之府，劳则生，数谋虑不诀，则因劳而虚，变清静为浊扰。

（4）口苦：足少阳胆经之下为顺，病热则上逆，故气溢而口苦。

【释义】

胆从焦化火，最易上溢生热，发现口苦咽干目眩等症象，虚则失其中正和清静的职能，而见火逆病证，治宜使其恢复中正清静之常，则病退而虚自愈，有疑胆瘅乃木火过盛为病，不应称之为虚，欲改虚为嘘，连气上溢作一句读者，是未明藏府各具性能，其虚实亦迥异，故医于五藏喜欲知六府相配之理必先注意，本节叙肝的职能以解释胆瘅，是其实例。治法即可以经旨推测而知。

按：胆瘅证极多，由外感及内伤所致者，可分别原因及其所关之藏治之，惟忌不分析藏府各见性能和喜欲，滥施治术，致伤生气。

第三十九节　津液五别之顺逆

【原文】

［灵枢·五癃津液别论］水谷入于口，输于肠胃，其液别为五，天寒衣薄，则为溺与气，天热衣厚则为汗，悲哀气并则为泣，中热胃缓则为唾，邪气内逆则气为之闭塞而不行，则为水胀，愿闻其道。

【释义】

水谷之在肠胃，化为津液。其大别有五：因天气的寒热，人事的伤感，局部的偏胜，邪气的内逆，此五液之发洩于外的，有溺汗泣唾水五种不同，其道何由呢？

【原文】

曰：水谷皆入于口，其味有五，各注其海，津液各走其道。

【释义】

人身有四海，脑为髓海，冲脉为血海，膻中为气海，胃为水谷之海，水谷入口，其味有甘苦酸辛咸之别，都要注入于海，五藏六腑，各因经以受水谷的气味，故津液随化而各走其道。

【原文】

故三焦出气，以温肌肉，充皮肤为其津，其流而不行者为液。

【释义】

此言津液之有辨，运于肌表的，是阳之气。宗气积于上焦，营气出于中焦，卫气出于下焦，故三焦出气，以温暖肌肉，充溢皮肤，而为其津，津属于阳。营于内部的是阴之气，所以周流于血脉，而不散行于肌表，注入藏府补益精髓而为之液，液属于阴。

【原文】

天暑衣厚，则腠理开，故汗出。寒留于分肉间聚沫则为痛。

【释义】

此言津液之为汗。热蒸于表则津泄，人当天气热时而着衣过多，则腠理开而汗出。如感受寒邪，则液凝留于肌肉之间，汁沫相聚而痛作。

【原文】

天寒则腠理闭，气湿不行，水下留于膀胱，则为溺与气。

【释义】

此言津液之为溺与气，天气寒冷，则腠理闭密，气与湿不得行于肌表，津水就下流于膀胱则为前溺与后气。

【原文】

五藏六府，心为之主，耳为之听，目为之候，肺为之相，肝为之将，脾为之正，肾为之主外，故五藏六府之津液，尽上渗于目，心悲气并则心系急，心系急则肺举，肺举则液上溢，夫心系于肺不能常举，乍上乍下，故咳而泣出矣。

【释义】

此言津液之为涕泣。心总五藏六府，为津液之主，外而耳目，内而肺肝脾肾，都要听命于心。所以耳之听声，目之视色，无不由乎心。肺朝百脉而主治节，是为心之相，肝主谋虑决断，是为心之将。脾主肌肉而保护藏府，是为心之卫。肾主骨而撑持其形体，是为心之主外，故五藏六府的津液，尽上渗于目而为泣的，是由于心悲肺举而出。五藏之系皆入于心，心之总系，又上贯于肺。心悲，则藏府之气都上并于心，听令于君主，气并于心，则心系急，心系急则肺叶举，液即随之上溢，然心系与肺，是不常举的，本有乍上乍下，当其气举而上的时候，所以为咳而泣出。

【原文】

中热则胃中消谷，消谷则虫上下作，肠胃充郭[1]，故胃缓，胃缓则气逆，故唾出。

【词解】

（1）郭：廓作空廓讲。

【释义】

此言津液为唾。人之所以有唾的，正以胃中有热则消谷，谷消时候，虫必上下动作以求食，谷既消尽……肠胃充郭，故胃出宽缓，胃宽缓则气逆上行唾即随气而上出。

【原文】

五谷之精液，和合而为膏者，内渗入于骨空，补益脑髓，而下流于阴股。

【释义】

此言津液之为精髓。五谷的精液相和合，而疑为较浓之脂膏，以填补于骨空之中，在上则为脑髓，复从髓空而下流于阴腹。

【原文】

阴阳不和，则使液溢而下流于阴，髓液皆减而下，下过度则虚，虚故腰脊痛而胫酸。

【释义】

阴阳各经之气，不相协调，则精气俱病，气病则不摄，精病则不守，精气不相统摄，所以液溢而流于阴窍，其髓液皆减而下行，下行过多，则真阴日虚，以致腰背皆痛，胫腿酸软，劳瘵之病，多由于此。

【原文】

阴阳气道不通，四海闭塞，三焦不畅，津液不化，水谷并于肠胃之中，别于回肠，留于下焦，不得渗膀胱则下焦胀，水溢则为水胀。

【释义】

此津液之为水胀。假使阴阳气道不通，则津液不得注于四海，而四海也因之闭塞而不通，三焦之气，不能通泻于肌腠，其津液无自而化。水谷并居于肠胃之中，糟粕由此别回肠从后而出，津液由此别渗膀胱从前而出的，今乃留滞于行下焦而不得行，又不得渗入于膀胱，所以下焦作胀，如果水气泛溢，就为肿胀了。

【原文】

此津液五别之顺逆也。

【释义】

阴阳和则五液皆精，而充实于内部。阴阳不和，则五精皆液，而流溢于外表。这就是津液五别的逆顺。

按： 本节是论水胀之因，水谷所化的精微，从三焦发出，蒸腾四散温肌肉，充皮肤的，叫作津，位于藏府，溢于精髓的叫作液，此精由于天时情绪等因素的影响，向体外排出，因为溺为气、为汗、为泪、为唾，以保持人体内外环境的平衡，这都是正常的，惟阴阳气道不通，三焦决渎失职，津液不化，水液不得下达膀胱，而留在下焦，水胀之因，实由于此。故治此病，当以气化为主。

第四十节　水肿一

【原文】

［素问·汤液醪醴论］其有不从毫毛而生，五藏阳已竭也，津液充郭⁽¹⁾，其魄⁽²⁾独居，孤精⁽³⁾于内，气耗于外，形不可与依相保，此四极⁽⁴⁾急而动中是气拒于内而形弛于外，治之奈何？

【词解】

（1）津液充郭：津液在此处，指水液而言，郭与廓同，指皮肤而言，津液充郭，是说水液充满于皮肤之中。

（2）魄：在此处是指阴气而言。

（3）孤精：有阴无阳，叫作孤精。

（4）四极：指四肢而言。

【释义】

有的病不是从毫毛侵入而发生，是由于五藏的阳气衰弱所致的，其表现的证状，是水液充满于皮肤，阴气独存于体内，而成为有阴无阳的孤精，无阳就不能化气，而卫气就耗散于外，形体肿得连平素所穿的衣服，都不能穿，四肢更肿得严重，又因水气迫肺，而发生喘促动中的现象，这些都是水气格拒于腹膜的里面，而浮肿施张于形体的外表，应当如何治疗呢？

【原文】

曰：平治于权衡⁽¹⁾，去宛陈莝⁽²⁾，微动四极，温衣，缪刺⁽³⁾其外，以复其形开鬼门⁽⁴⁾洁净府⁽⁵⁾，精以时服，五阳已布，疏涤五藏，故精自生，形自成，骨肉相保，巨气乃平。

【词解】

（1）平治于权衡：权是秤锤，衡作平字讲，这是说平治之法，要使阴阳各得其平，不使有轻重低昂。

（2）去宛陈莝：宛与菀通用，音郁，宛当积讲，陈当久讲，莝当腐讲，在人体是说排出积久的废物。

（3）缪刺：缪当异讲，缪刺，是说病在左而刺右，病在右而刺左。

（4）鬼门：即汗孔。

（5）净府：即膀胱。

【释义】

这种病要使阴阳各得其平，其主要的办法，是排出陈积腐秽的毒素，先要轻微地活动其四肢，使脾气流通而易行，然后温之以衣，使阴凝得暖气而消散，又必缪刺其处，调其络脉，导引其阳气，凡此皆欲消除其肿胀，而使复其本来的形态。在表者可开鬼门以发汗，在里可洁净府以利小便。从汗液和小便排泄其水分，则真精得以时行，五藏的阳气，就能输布全身，五藏的腐败物质，也因而疏通而涤除了，于是邪去则精气自会生成，形气也自强盛，骨髓与肌肉能互相为用，人身的大气，庶可平复。

按： 本节举水肿病为例，叙述病状，示以治法，并且说明病理生理的转变，从患病起，到身体恢复止的一般过程。

第四十一节　水肿二

【原文】

［素问·水热穴论］少阴何以主肾？肾何以主水？曰肾者至阴也，至阴者盛水也，肺者太阴也，少阴者冬脉也。故其本主肾，其末在肺，皆积水也。

【释义】

此段说明肾主水的机理，肾应北方之气，其藏居于最下，故称为至阴之三藏水胜于冬，为肾所主，又以其位居最下，所以能够盛水，肺为太阴经，其藏属金，肾为足少阴经其藏在水而司冬令，肾脉上贯肝脉入肺中，肾邪上逆，则水客于肺，凡属患水肿的人，其在肾，其末在肺，肺肾两藏不健全都能积水为病。

【原文】

肾何以聚水而生病？曰：肾者胃之关也，关[(1)]门不利故聚水而从其类也。

【词解】

（1）关：关门户的意思。

【释义】

此段说明肾聚水为病的原委。肾主下焦，开窍于二阴，水谷入胃，清者由前阴而出，浊者由后阴而出，肾气化则二便通，不化者二便闭，肾气壮者二阴调，虚者二阴不禁，所以称肾为胃之关门，关门不通畅则气停水聚，水之不行，由于肾，这叫从其类。

【原文】

上下溢于皮肤，故为胕[(1)]肿，胕肿者，聚水而生病也。

【词解】

（1）胕：音付，浮肿。

【释义】

水之不行则上下泛溢于皮肤之间成为浮肿，浮肿的形成，由于肾气不化聚水所致。

【原文】

诸水皆生于肾乎？曰：肾者牝[(1)]藏也地气上者属于肾而生水液也，故曰至阴。

【词解】

（1）牝：禽兽阴性者称牝，"牝藏"即阴藏的意思。

【释义】

此段说明水液始生之死，肾为阴藏，阴气上升，则以阴从阴而生水液，故称为至阴。

【原文】

勇而劳甚则肾汗出，肾汗出逢于风，内不得入于藏府，外不得越于皮肤，客于玄府行于皮里，传为胕肿，本之于肾，名曰风水。所谓玄府者，汗空[(1)]也。

【词解】

（1）空：音义同孔，汗空，即汗孔也。

【释义】

此段论风水的成因，劳力过甚，汗出阴分深处，名为肾汗，汗出遇风，则腠理闭塞，已离藏府之汗液，不以皮肤外泄，故留于玄府，溢于皮肤而为浮肿。病起始于肾又因于外风，故称风水，汗属水，水色玄，汗液发泄特经过的地方，故称玄府，汗从孔出，故亦称汗孔。

按：本第二三两段的经文，论关于不刺，气停水积，其溢于皮肤者，发为胕肿，第五段论骨汗出逢于风，客于玄府，行于皮里者，亦传为胕肿，是胕肿之病和有不因于肾者，故首段提出，其本在肾，以示学者，第四段论水液始生之原，根据此段所述，则聚水为患者，因当责之于肾，即水液之生化亦本之于肾"肾者主水"一语，可谓据无遗义矣。

第五章 病机

第四十二节　风水黄疸

【原文】

［素问·平人气象论］颈脉[1]动喘疾咳，曰水，目裹[2]微肿，如卧蚕起之状[3]曰水。溺黄赤，安卧者，黄疸，已食如肌者，胃疸[4]，面肿曰风。足胫肿曰水。目黄者曰黄疸。

【词解】

（1）颈脉：是指结喉旁人迎脉，就是颈动脉。

（2）目裹：即眼胞。

（3）卧蚕起之状：蚕眠之后，必脱皮，脱皮之后，其皮色润泽有光。

（4）胃疸：病名，系黄疸之一种，因其食之已如饥，故称胃疸。

【释义】

颈脉就是结喉两旁的人迎脉，若颈脉动得太快，而喘急疾咳者，是水溢于肺，所以曰水，目裹是脾土所属，若见微肿，如卧蚕状，是水淫于脾土，亦曰水。若溺黄而赤，其人安卧，是湿热在中，而为黄疸，已食如饥，是胃中热甚，善消谷食而成胃疸。风为阳邪，故面肿者曰风，脾胃主湿，肾与膀胱主水，其脉皆行于足胫，水为阴邪，故足胫肿曰水，目为诸脉之所聚，不但溺黄赤，安卧叫作黄疸，必目现黄色，则为脾湿胆热而成黄疸。

按：风水黄疸，在临床上是屡见的，经文所言，是辨别这几种病的常识，医者不可知。

第四十三节　鼓　胀

【原文】

［素问·腹中论］有病心腹满，旦食则不能暮食，名曰鼓胀[1]。

【词解】

（1）鼓胀：外坚中空，有似于鼓，故叫鼓胀。

【释义】

胸隔间乃心主的宫城，腹中乃藏府的邪郛，有患心腹胀满的人，早晨吃了饭，到了夜晚，就胀满的不能饮食，这是脾藏受伤，运化无权，水谷湿热，留滞于中，因其外坚中空，有似于鼓，所以叫作鼓胀。

【原文】

治之以鸡矢⁽¹⁾醴，一剂知，二剂已，其时有复发者，何也？

【词解】

（1）矢：同屎。

【释义】

这个病，可用鸡矢醴来治疗（鸡矢醴法，是用于鸡矢八合炒微焦，入无灰好酒三碗，共煎干至一半许，用布滤出其汁，五更热饮则腹鸣，辰巳时，行二三次，都是黑水，次日觉足面渐有皱纹，又饮一次则渐皱至膝上而病愈）。鸡矢醴之性，能消积下气，通利大小便，故一剂可知其效，二剂可已其病，但是有的人，在治愈以后，病又复发，这是什么原因呢？

【原文】

此饮食不节，故时有病也，虽然其病且已，时故当病，气聚于腹也。

【释义】

这是由于饮食不知调节，以致脾胃再度受伤所造成，此为一种原因，再则由于当时病虽治好了，但尚有部分的病气留聚于腹中，除之未尽，日期久了，留聚于腹中的病气，又逐渐的发展起来，使病复发，这是一种原因。

按： 鼓胀之病，旦食则不能暮食，是由于脾胃受伤，运化无权，水谷湿热，留滞于中，鸡矢醴可消积下气，通利大小便，所以能治愈此病，若脾胃虚寒发胀，乃气虚中满等症，切勿沾唇。

第四十四节　上膈下膈

【原文】

［灵枢·上膈］气为上膈者，饮食入而还出，余已知之矣，虫为下膈，下膈者，食晬⁽¹⁾时乃出，余未得其意愿卒闻之。

【词解】

（1）晬：音醉。"晬时"，周时。

【释义】

此段论述膈证有上膈下膈，因气因虫的不同。因气为病则病在上膈。故饮食下咽随即吐出。但因虫所引起的则病在下膈，进食后经过一天时间方才吐出，这种病理不易理解。

【原文】

曰：喜怒不适，饮食不节，寒温不时，则寒汁流于肠中，流于肠中则虫寒，虫寒则积聚守于下管⁽¹⁾则肠胃充郭⁽²⁾，卫气不营，邪气居之。人食则虫上食，虫上食则下管虚，下管虚则邪气胜之，积聚以留，留则痈成，痈成则下管约。

【词解】

（1）下管：即下脘。

（2）肠胃充郭：郭音义同廓。肠胃充郭，言虫和寒汁充满肠胃的管腔。

【释义】

此段说明下膈的成因，由于喜怒饮食不节，寒温失调以致胃气受伤，胃阳不足，胃府的寒气和汁沫流于肠中，虫因寒而不行则聚于下脘，使肠胃充满，加以卫气的营运功能受到障碍，故邪气得以逗留，当人进食的时候，虫闻食臭则上趋中脘，以致下脘空虚，逗留肠胃的邪气便乘虚凑聚，留著下脘，壅积成痈，由于胃痈壅肿扩大，以致下脘约束而不宽广。

【原文】

其痈在管内者，即而痛深，其痈在外者，则痈外而痛浮。痈上皮热。

【释义】

此段说明胃痈的诊法。痈之成有内外之分，痛生在下脘内面的，按时则痛在深处，痈生在下脘外面的，按时则痛处浮浅，且邪气蕴伏于内，痈上的皮肉必发热。

按： 一、膈证有因气而发的，有因虫而变的，《素问·阴阳别论》谓"三阳结谓之膈……"系因气而发的，本篇所述的下膈系因虫而发的，但根据临床所见，则以气结者为多，故本篇气为上膈的"气"字，和三阴结谓之膈的"结"字，都含有深刻意义，也充分说明后世医家"气结津枯"的论点，是祖述内经而来的。

二、本篇所述的胃痈，由于肠胃寒邪留聚下脘所致。《素问·病能篇》所论的胃痈，是由于阳明热邪聚于胃脘所致。这说明了胃痈一证有寒有热，在讨论胃痈时，结合有关经文进行学习是必要的。

第四十五节　血　枯

【原文】

［素问·腹中论］有病胸胁支满(1)者妨于食，病至则先闻腥臊臭，出清液(2)，先唾血四支清，目眩，时时前后血，病名为何？何以得之？

【词解】

（1）支满：谓满如支膈。

（2）出清液：作口泛清水讲。

【释义】

有病胸胁部感觉支柱胀满的人，亦妨碍于饮食，胸为肺藏之郭，胁为肝经分布之部，肝肺俱逆于上，浊气下降，清气不升，所以当病发的时候，先闻肺臭之腥，肝臭之臊。肺病则出清液，肝病则先唾血，肺之经脉从胸走手，循行手臂，肝之经脉，从足走胸散布于胁，肝肺俱病，所以四肢清冷。肺主气，肝主血，气血皆虚，所以目眩，其时时便血与溺血的，是阴失其守，阳失其固所致。

【原文】

曰：病名血枯，此得之年少时有所大脱血，若醉入房，中气竭肝伤，故月事衰少不来也。

【释义】

此病名为血枯，它的来源有两种。一则以女子在年少时有所大脱血，如胎产既多，及崩淋吐衄之类，一则以男子年少时有所大脱血，又醉后行房，则不免竭其阳气，气竭则不能摄血，女子脱血，则肝并不免受伤，肝伤则月事衰少不来，此气竭肝伤，更为脱血之原。

【原文】

治之奈何，复以何术？曰：以四乌鲗骨⁽¹⁾，一藘茹⁽²⁾，二物并合之，丸以雀卵，大如小豆，以五丸为后饭⁽³⁾，饮以鲍鱼汁⁽⁴⁾，利肠中及伤肝也。

【词解】

（1）乌鲗骨：一名海螵蛸。

（2）藘茹：即茜草。

（3）后饭：谓饭服药，所以使其下达。

（4）鲍鱼汁：张景岳说：鲍鱼：即今之淡干鱼也。诸鱼皆可为之，惟石首鲫鱼为胜。

【释义】

治之之法，以乌鲗骨四，藘茹一、二物并合，以雀卵为丸，大如小豆，每当饭前服五丸，以鲍鱼汁为饮送下，为什么要用这一派的药去治疗？因为鱼乃水中生动之物，乌鲗骨状若色囊，腹中有墨，背生一骨，轻脆空通，用四乌鲗骨取水中生动之气。上通于肺而四布，其气味咸温又能下行，主女子赤白漏下，及血枯经闭。藘茹色紫有汁，能通肝血，其气味甘寒无毒，能止血治崩，又能益精气，活血通经脉，雀乃羽虫，主阳主生。雀卵酸温无毒，能补精血。李时珍谓：益男子阴虚，治女子血枯，鲍鱼气味辛温无毒，其性能入水藏通血脉，益阴气，以其汁为饮送下，能通利肠中，乃补受伤之肝藏。

按：本节叙述血枯病的症状与原因颇明析，其治法自当以养阴补气，使其血充为主，王冰注引古本草经云：乌鲗骨，蘆茹，并不治血枯，然经法用之，是攻其所生所起耳。大醉劳力以入房，则肾中阴气耗竭，月事衰少不至，则中有恶血淹留，精气耗竭，则阴痿不起而无精，恶血淹留，则血痹著中而不散。故先兹四药用入方焉。

第四十六节　诸　痛

【原文】

［素问·举痛论］经脉流行不止环周不休，寒气入经而稽迟[1]，泣[2]而不行客于脉外，则血少，客于脉中，则气不通，故卒[3]然而痛。

【词解】

（1）稽迟：留滞的意思。

（2）泣：同涩。

（3）卒：同猝。

【释义】

人身经脉中的血气，是周流全身，循环不止的，寒气侵入了经脉，循行就有留滞，凝涩而不畅行，假如寒气侵袭在经脉之外，则外部的血液减少，若侵入于脉中，则脉气不能畅通，这样就会猝然作痛。

【原文】

其痛或卒然而止者，或痛甚不休者，或痛甚不可按者，或按之而痛止者，或按之无益者，或喘动[1]应手者，或心与背相引而痛者，或胁肋与少腹相引而痛者，或腹痛引阴股者，或痛宿昔[2]而成积者，或卒然痛死不知人，有少间[3]复生者，或痛而呕者，或腹痛而后泄者，或痛而闭之不通者。凡此诸痛，各不同形，别之奈何？

【词解】

（1）喘动：喘是形动的促迫，不是指的病症。

（2）宿昔：指稽留久，非一朝一夕。

（3）少间：就是不多时，和少顷同。

【释义】

这一段承首段共叙十五种痛病，除首段已说明一种外，本段历举十四种痛病。以求逐项解答，下段则按所问叙明。

【原文】

寒气客于脉外则脉寒，脉寒则缩蜷[1]，缩蜷，则脉绌急[2]，绌急则外引小络，故卒然而痛，得炅则痛立止，因重[3]中于寒，则痛久矣。寒气客于经脉之中，与炅气[4]相薄，则脉满，满则痛而不可按也，寒气稽留，炅气从上，则脉充大而血气乱，故痛甚不可按也。寒气客于肠胃之间，膜源之下，血不得散，小络急引故痛，按之则血气散，故按之痛止。寒气客于侠脊之脉则深按之不能及，故按之无益也。寒气客于冲脉，冲脉起于关元[5]，随腹直上，寒气客，则脉不通，脉不通则气因之，故喘动应手矣。寒气客于背俞之脉，则脉泣，脉泣则血虚，血虚则痛，其俞注于心，故相引而痛，按之则热气至，热气至则痛止矣。寒气客于厥阴之脉，厥阴之脉者络阴器系于肝，寒气客于脉中，则血泣脉急，故胁肋与少腹相引痛矣，厥气客于阴股寒气上及少腹，血泣在下相引，故腹痛引阴股，寒气客于小肠膜原[6]之间，络血之中，血泣不得注于大经[7]，血气稽留不得行，故宿昔而成积矣。寒气客于五藏，厥逆上泄[8]阴气竭，阳气未入，故卒然痛死不知人，气复反则生矣。寒气客于肠胃，厥逆上出，故痛而呕也。寒气客于小肠，小肠不得成聚，故后泄腹痛矣。热气留于小肠，肠中痛，瘅热[9]，焦渴[10]，则坚干不得出，故痛而闭不通矣。

【词解】

（1）缩蜷：收缩不伸。

（2）绌急：屈曲的意思，即屈曲紧急状。

（3）重：读平声。

（4）炅气：就是热气，炅本音桂，又音炯，此处即直念成热气亦可，因昔爱用省笔字，以炅代热用。

（5）关元：是任脉穴名，在脐下三寸，《灵枢·五音五味篇》说：

冲脉任脉，皆起于胞中。

（6）膜原：指鬲间五膜，鬲盲之原。

（7）大经：藏府之大络。

（8）上泄：涌吐的意思。

（9）瘅热：肠中液消而热甚的意思。

（10）焦渴：《太素》作焦竭亦通。

【释义】

此节节录《举痛论》中，关于痛病十五条，其中寒痛十一条，寒热痛二条，血虚痛一条，热痛一条，逐项叙述，经文浅显明白，不待赘释。兹录张介宾证一段，以便参考，张注云："后世治痛之法，有曰痛无补法者，有通则不痛，痛则不通者，有曰痛随利减者，人相传诵，皆以为不易之法，凡是痛证，无不热而用之，不知痛而闭者，固可通之，如本段云热结小肠，闭而不通之类是。痛而泄者，不可通，如本段云寒客小肠，后泄腹痛之类是。……因病症有虚实，治法亦有补泻，凡痛而胀闭者多实，不胀不闭者多虚，痛而拒按者为实，可按者为虚，喜寒者实，爱热者多虚，饱而甚者多实，饥而甚者多虚，脉实气粗者多实，脉虚气少者多虚，新病壮年者多实，愈攻愈剧者多虚，痛在经者，脉多弦大，痛在藏者，脉多沉微，必兼脉证而察之，则虚实自有明辨，实者可利，虚者亦可利乎？不当利而利之，则为害不浅"。张氏知以温补治痛，斥朱震亨痛不可补之说，而于温补与寒下之法，则未提及，温下之法亦缺，故知《内经》只举其要，欲阐明经旨，则仲景论诸痛证治法，和《巢源》《千金》《外台》以下诸家论痛证治法均可参考。

第四十七节　九　气

【原文】

［素问·举痛论］百病生于气也，怒则气上，喜则气缓，悲则气消，恐则气下，寒则气收，炅⁽¹⁾则气泄，惊则气乱，劳则气耗，思则气结，九气不同，何病之生？

【词解】

（1）炅：音柱，又音炯，作热字用。

【释义】

我知道许多疾病是由于气的影响而发生的，如暴怒则气上逆，大喜则气舒缓，悲衰用则气消沉，恐惧则气下却，遇寒则气收敛，受热则气外泄，受惊则气混乱，过劳则耗散，思虑则气郁结，这样九气，各不相同，会是什么疾病？

【原文】

曰：怒则气逆，甚则呕血及飧泄，故气上矣。喜则气和志达，营卫通利故气缓矣。悲则心系急，肺布叶举，而上焦不通，营卫不散，热气在中，故气消矣。恐则精郤[1]，却则上焦闭，闭则气还，还则下焦胀，故气不行矣，寒则凑理闭，营卫不行，故气收矣。炅则腠理开，营卫通，汗大泄，故气泄矣，惊则心无所倚，神无所归，虑无所定，故气乱矣。劳则喘息汗出，外内皆越[2]，故气耗矣。思则心有所存，神有所归，正[3]气留而不行，故气结矣。

【词解】

（1）郤：俗作却，作退字讲。

（2）越：则内气上越，汗为表气外越。

（3）正：《甲乙》《太素》作出属上向。

【释义】

九气皆以病言，怒则气逆，故呕血，气逆则犯中土而飧泄，但《甲乙》《太素》飧泄作"食而气逆"亦通，至喜则气缓，当是心气过于舒散，经脉弛纵，缓散不收之意，证之《阴阳应象大论》"暴喜伤阳"，"和喜伤心"，《调经论》："喜则气下"，《本神》"喜乐者神惮散而不藏"，皆指气不收摄，若如本节经文，则非病矣，疑误，悲则心系急，肺叶张布，清肃之气不能下行，营卫遏郁，气菀于中，则积热伤肺，而气消散。恐则伤肾，精气下陷，水火不交，上下闭塞，气独居下而为胀。肾阳虚急则胀生，寒则腠理闭而气不通，故收敛于中而不发散。炅则腠理开而气随汗泄，惊则心气散，而无所倚，神志浮越而无所归，思虑惑而无所定，故气不宁而乱，劳则肾气伤而喘息，阳气张而汗出，外内皆越，故气耗散，思虑太过，系恋不释，神留不散，故气亦停留。

按： 或谓本论九气之变甚详，其理甚明，然论九气所感之疾则略，惟论呕血及飱泄，余皆不言，似宜补充，不知灵素重在启示病变原理，辨证施治乃方书应详之事，故医经与经方须互相参究，不可偏废。

第四十八节 怒 狂

【原文】

［素问·病能论］有病怒狂[1]者，此病安生？曰：生于阳也。阳何以使人狂？曰：阳气者，因暴折[2]而难决，故善怒也，病名曰阳厥。

【词解】

（1）怒狂：是发怒而狂妄，如骂詈妄走之类皆是。

（2）暴折：是突然受到挫折。

【释义】

有病因怒而发狂的，妄言骂詈，不避亲疏，甚至弃衣而走，登高而歌，这种病主要促成的根源，是由于阳气逆常所致。阳气逆常，为什么使人发生狂呢？因为气是宣于畅达，不可抑郁的，患者或以求谋矢志，或以思虑郁结，突然受到挫折，得不到适当的解决，阳气被抑，本火合邪，所以善怒而狂，此病因阳气厥逆而成，故又名阳厥。

【原文】

何以知之？曰：阳明者常动，巨阳少阳不动，不动而动大急，此其候也。

【释义】

根据什么？就知道它是阳气厥逆呢，如阳明经脉是常动的，巨髎动于两类，人迎动于喉之两侧，冲阳脉动于足跗巨阳经脉中，虽有委中昆仑，少阳经脉中，虽有悬钟听会，也有动脉转动，但是转动之势，却很微弱，皆不及阳明经脉转动之甚，与巨阳少阳是经脉不甚动者，突然转动的既大而又急疾，则阳明经脉之常动者更甚可知，这就是阳厥善怒而狂之候。

【原文】

治之奈何？曰：夺其食即已，夫食入于阴，长气于阳，故夺其食即已，候之服以生铁落为饮⁽¹⁾，夫生铁落者，下气疾也。

【词解】

(1) 生铁落为饮：按铁洛《甲乙经》作铁落，即炉冶间，槌落之铁屑，为饮，就是把生铁落煎之，或用水浸之，滤出其汁喝下去。

【释义】

这种病的治疗方法，应该首先缩减其饮食，然后再服以生铁落饮，为什么要采取这样的疗法呢？因为胃为阳气之所归，饮食入胃，生其阴精，阴精充足，则助长人的阳气，怒狂之病，本因阳气太盛所致。若更以饮食助长其阳气，则人之怒狂，当然益甚，故必采取夺其饮食的办法，不使助长阳气，则怒狂庶几可已，然后，再服以生铁落饮，因铁落是金属，其气寒而质重，最能坠热开结，平木火之邪，故可以下气疾，除狂怒。

按：狂的症状，是妄见妄言，骂詈不避亲疏，抵触不畏水火甚则弃衣而走，登高而歌，踰墙上屋，非力所能，阳明热盛的多有之，古人云：肝热甚则多怒而为狂，躁扰奔越，狂妄不禁，本节所言，就是肝藏和阳明实热之证，但狂症也有属虚的，开始时自怒喜忘，喜怒善恐，同时并见，此得之于忧愁饥饿。发作时狂言乱语，易惊喜笑，或歌唱妄走不息的，此得于大惊大恐。发作时视听失常，时时叫呼的，此由于正气衰少而发生，凡病皆有虚实，狂症亦然，不可不知。

第四十九节　巅　疾

【原文】

［素问·奇病论］人生而有病巅疾⁽¹⁾者，病名曰何？安所得之？曰：病名为胎病，此得之在母腹中时，其母有所大惊，气上而不下，精气并居，故令子发为巅疾也。

【词解】

（1）巅疾：古字无巅，只作颠，后人加疾旁，遂作癫，亦或作瘨，《玉篇》："瘨，小儿瘨病也"。据《玉篇》知和癫痫实一病，所以张隐庵说：巅疾实癫痫之疾。

【释义】

百病都是生于风雨寒暑阴阳喜怒的，人当始生之时，未有感受外邪，即有癫痫之疾，此叫作胎病，是在母腹中的时候，其母曾受大惊，使气暴上而不下，精是养胎的，精气是并居的，母因受惊而气上逆，则子之精气亦逆，所以发为巅疾。

按：巅疾为癫痫之疾，人当始生的时候，即患此病，定为先太奇病，至于一般的病症，古人也作了重要的启示，经云：二阴急为痫厥，这是说肾气主少阴与枢，少阴逆而枢失，气就塞于经而不行，少阴脉系舌本，塞则喉音喑不容发，故声若羊豕。又云：心脉满大，痫瘛筋挛，肾逆而心火郁，故其脉满大，发为痫瘛筋挛，又云：肝脉小急，痫瘛筋挛，这是说肝阴先不足，而肾气逆之，所以其脉小急，也发为痫瘛筋挛，肝阴虚，故小，肾逆于肝，故急。观此，则诸痫的病因就明了了。

第五十节　不得卧

【原文】

［素问·逆调论］人有逆气，不得卧而息有音者，是阳气之逆也，足三阳者下行，今逆而上，故息有音也。阳明者胃脉也，胃者六府之海(1)，其气亦下行，阳明逆，不得以其道，故不得卧也。下经(2)曰：胃不和，则卧不安(3)此之谓也。

【词解】

（1）六府之海：胃能容纳水谷，化生营养物质，以滋养五藏六府，故称为六府之海。

（2）下经：古时的医书。

（3）卧不安：张景岳云："反复不守之谓，今人有过于饱食，或病胀满者，卧必不安，此皆胃病不和之故。"

【释义】

人有逆气，不得安卧，而呼吸有声的，这是阳明经脉之气，逆行所致，足之三阳，其脉皆下行，足之三阴，其气皆上行，此天气下降，地气上升的意义，足阳明乃三阳之一，理宜下行，今反逆而上行，上逆于肺，迫使呼吸不利而有音。阳明是胃脉，胃为六府之海，其气亦以下行为顺，现在阳明气逆，胃气就不能再顺着它的道路而下行，奔迫上逆，所以就不能安卧了，这就是《下经》所说的"胃不和，则卧不安"的意思。

【原文】

夫起居如故，而息有音者，此肺之络脉逆也，络脉，不得随经上下，故留经而不行，络脉之病人也微，故起居如故，而息有音也。

【释义】

若起居如常，只是呼吸有音，此病不在胃，亦不在藏，乃肺之络脉逆调所致，脉之循于里的为经，浮于外的为络，外内上下，经络相贯，循环无端，今肺的络脉，不能循从经脉上下，只行于经，而不得行于络，气逆于肺之络脉，其病浅而微，所以人的起居如常，不过呼吸有音而已。

【原文】

夫不得卧，卧则喘者，是水气之客也；夫水者，循津液而流也，肾者水藏主津液，主卧与喘[1]也。

【词解】

（1）主卧与喘：张景岳云："水病者，其本在肾，其末在肺，故为不得卧，卧则喘者，标本俱病也。"

【释义】

若人有不得安卧，卧就必喘息的，这又是水气侵犯所致，水气是循着津液流行之道而走的，而肾是水藏，主持人体一身津液的，因此水气侵入于肾藏，肾藏失掉了控制水的功能，使水逆上迫，以致气喘而不能卧，所以不能卧与喘，主要是肾藏的病变。

按：本节所论不得卧而息有音的，是阳明胃气逆调；起居如故而息有音的，是肺的络肺逆调；不得卧，卧则喘的，是肾藏逆调。在肺络的其病微，在胃的其病甚，在肾的其病更甚，学者当分别熟记。

第五十一节　重身而瘖

【原文】

［素问·奇病论］人有重身⁽¹⁾，九月而瘖⁽²⁾，此为何也？曰：胞之络脉绝也⁽³⁾。

【词解】

（1）重身：言妇人怀孕，则身中有身。故曰重身。

（2）瘖：谓声哑不能出。

（3）绝：言阻隔不通。

【释义】

妇人怀孕，则身中有身，叫作重身，有的到了九个月的时候，忽然声哑不出的，这是由于儿体已长，胞中受胎体压迫，阻绝了络脉不能通流所致。

【原文】

何以言之？曰胞络者，系于肾，少阴之脉，贯肾，系舌本，故不能言。

【释义】

为什么呢？因胞中之络，系于母之腰肾，肾为少阴，少阴之脉，下贯于肾，而上系舌本，所以胞中的络脉阻绝，则肾脉亦受阻而不能通于舌本，于是发音就困难了。

【原文】

治之奈何？曰：无治也，当十月复。

【释义】

这种病是不必治疗的，等到十月分娩以后，胞中的络脉自通，肾脉也能上行，则发音自然恢复正常了。

【原文】

刺法曰：无损不足，益有余，以成其疹⁽¹⁾，然后调之⁽²⁾，所谓无损不足者，身羸瘦无用镵石也；无益其有余者，腹中有形而泄之，泄之则精出⁽³⁾而病独擅中⁽⁴⁾，故曰疹成也。

【词解】

（1）疹：作疾字解。

（2）然后调之：根据新校正之意，这四字非《素问》原文，而是全元起的注解误入正文的，当删。

（3）精出：王冰："肾精随出，精液内竭"，即肾气泄出的意思。

（4）病独擅中：张志聪："正气出而邪气反独擅于其中"。

【释义】

针刺法上说："无损不足，益有余"免得因误治而造成疾病，然后调治，所谓"无损不足"，就是说妊娠九月，身重疲劳，养胎力困，正是虚羸不足的时候，不可用针石以复伤其气；所谓"无益有余"是说胎元在胞，肾气不通，从而泄之，则肾精随出，精液内竭，因而形成正气受伤，病邪独擅于中的形势，而使病势沉重，与其病势沉重而后调之，不若无损其不足，无治其有余，较为安全些。

按：本节指示医工，遇着由妊娠而音哑的，是由于胎儿发育长大，阻绝胞络与肾脉之所致，不必作无谓的治疗，否则伤害母体与胎儿，造成堕胎之恶果，此种理论，不可不知。

第五十二节　乳子病热及中风热

【原文】

［素问·通评虚实论］乳子⁽¹⁾而病热，脉悬小者何如？曰：手足温则生，寒则死。

【词解】

（1）乳子：即婴儿。

【释义】

婴儿患热病，脉未悬绝而小，这叫作阳症得阴脉，本为无忌，但是小而缓的，是邪气尚微，其愈则易，小而急的是邪气太盛，其病可虑，因为小儿稚阳之体，而加以病热，脉是不应当小的，若脉虽小，而手足尚温暖，是元阳犹在，故生，假使四肢寒冷，则邪胜其正，元阳已去，故死。

【原文】

乳子中风热，喘鸣肩息者，脉实大也，缓则生，急则死。

【释义】

小儿感受风热，先袭皮毛，再经皮毛至肺，发生喘息摇肩的症状，其脉象应当实大的，但是实大之中，兼有缓象是表示胃气尚好，尚有生的希望，若实大之中，兼有急象，则真藏见而胃气绝，故不免于死。

按： 此言诊小儿者，亦宜察脉，不过小儿之脉，非大方之比不必多歧，但求于大小缓急虚实六者之间，可以尽之，后世幼科，仅察三关，置脉象于不问恭是。

第五十三节　痈　肿

【原文】

［灵枢·痈疽］夫血脉营卫，周流不休，上应星宿[1]，下应经数[2]。寒邪[3]客于经络之中，则血泣，血泣则不通，不通则卫气归之[4]，不得复反[5]。故痈肿。寒气化为热，热胜则腐肉，肉腐则为脓。脓不泻则烂筋，筋烂则伤骨，骨伤则髓消。不当骨空，不得泄泻[6]，血枯空虚，则筋骨肌肉不相荣，经脉败漏，蒸于五藏，藏伤故死矣。

【词解】

（1）星宿：就是天空的列星（二十八宿）。

（2）经数：指水的流行途径。

（3）寒邪：包括寒湿热等外邪而言。

（4）归之：含有归附并入的意思。

（5）不得复反：就是说卫气不能够回复到平常流行的道路。

（6）不当骨空，不得泄泻："空"：音义与孔同。"骨空"：张志聪："骨空者，节之交会也。""不当骨空，不得泄泻"，就是说气深伏，不在骨节交会的地方。以致不能外泄。

【释义】

人身经脉中流行的气血，和天空的列星，地面的河流，循着一定的途径周流不息的运行是一样的，如果外邪侵入经络，血气就会溃涩不通，卫气也就并入脉中与邪气附合在一起，不能回复到平常流行的道路，因而发生痈肿。邪气聚集壅结，郁而化热，薰蒸肌肉，腐烂成脓。痈肿成脓后如果不能自溃，又没有及时地施行手术排除，以致脓液和毒气浸蚀筋骨，损耗骨髓。另外还有一种深部痈肿，和发生在骨节交会地方的有所不同，邪气不易外泄，稽留日久，导致血液枯竭，经脉空虚，筋骨肌肉得不到滋养，最后经脉腐烂败坏，毒气内陷五藏，使藏气受到严重伤害而死亡。

按：本节概括地论述了痈肿的成因及其病理变化。经文首先指出：痈肿的发生，主要是外邪侵入人体所引起。同时说明了痈肿的形成，是由于气血运行受到阻碍所致，为后世应用"活血通络"治疗痈肿的理论基础。最后指出毒气内陷的不良后果，说明了及时施行外科手术和内服托里排脓药物治疗的重要性。

第五十四节　痈　疽

【原文】

［灵枢·痈疽］黄帝曰：夫子言痈疽，何以别之？岐伯曰：营卫稽留于经脉之中，则血泣而不行，不行则卫气从之而不通，壅遏不得行，故热，大热不止，热胜则内腐，肉腐则为脓。然不能陷，骨髓不为焦枯，五藏不为伤，故命曰痈。黄帝曰：何谓疽？岐伯曰：热气淳盛⁽¹⁾，下陷肌肤，筋髓枯，内连五藏，血气竭，当其痈下⁽²⁾，筋骨良肉皆无余，故命曰疽，疽者，上之皮夭⁽³⁾以坚，上如牛领⁽⁴⁾之皮。痈者，具皮上薄以泽此其候也。

【词解】

（1）淳盛：就是元盛的意思。

（2）当其痈下：意思是说疽的发生部位比痈要深些。

（3）皮夭：就是说皮肤的色泽枯暗不明。

（4）牛领：就是中的颈项。

【释义】

当外邪侵入经络以后，行于脉外的卫气聚集于脉中与邪气合并，以致营卫之气稽留。于经脉，使之液凝涩不能流行，卫气受阻而不畅通，所以发热，由于阳热偏胜，所以促使肌肉腐化为脓，这说明营卫稽留，气血不通为形成痈疽的主要因素。痈疽二者的区别，从发生的部位来讲，痈发生的部位较浅，所以痈毒一般不致内陷，骨髓不会焦枯，五藏也不会受到伤害。疽发生的部位较深：（下陷肌肤）（当其痈下），多在肌肉深层，所以热气元盛，损伤筋膜，消炼骨髓，内犯五藏，耗散气血，以致筋骨肌肉都受到严重损伤。从痈疽的外形来讲，由于疽的毒气较深较重，所以疽的肤色枯暗不明，疽的皮肉坚硬像牛颈的皮一样。痈毒较浅较轻，所以痈皮薄光亮。

按：本节从"然不能陷"至"筋骨良肉皆无余"一段说明了痈属阳性，发生的部位较浅，病情较轻，毒气一般不致内陷；疽属阴性，发生的部位较深病情较重，毒气比较容易内陷。以"疽者，上皮夭以坚"至"痈者其皮上薄以泽"一段，揭出了痈疽的不同形态。前者为痈疽的基本病情，后者为痈疽的鉴别诊断，这是我们必须掌握的外科基本知识。

第五十五节　邪盛则精夺则虚

【原文】

［素问·通评虚实论］何谓虚实？曰：邪气盛则实，精气夺(1)则虚。

【词解】

（1）夺：王启玄云"精气减少如夺去也。"

【释义】

六淫之气如邪气，邪气有微盛，当初客于人身的时候，其势方法，所表现的症状属于实型，精气即正气乃穀气所化的精微正气有强弱，邪入而客精血暗耗是为内夺；汗之下之，吐之清之，是为外夺；气情神疲则成为虚型。实则当泻，邪气去，正气匀支，虚则当补，正气足邪气自去。

【原文】

虚实何如？曰：气虚者，肺虚也。气逆者，足寒也。非其时则生，当其死则死，余藏皆如此。

【释义】

气主于肺，行于内外，均外有气虚的表现，就可决定其内部的肺藏必虚，气机运行，从下而上，气逆于上，则阳虚于下所以足寒。肺属金，以肺虚而且春秋冬非其克制之时则生。若当夏令则金受火克，病必死，其余心脾肝肾，各有衰主，以肺如例，也是如此。

按：邪气盛则实，精气本则虚，二语为医宗的纲领，最当详辨。张景岳论说精确，今最热下，以供研究。景岳之言曰：实言邪气实，宜泻也，虚言正气虚，宜补也，风邪正相，为病，则邪实正虚，皆可言也。主泻者曰：邪盛当泻，主补者曰：精夺当补，各执一见，藉口文饰，以至精之训，酿莫大之害不知理之所在，有必不可移易者，察虚实之后急有无也。无虚者急在邪气去之不远，留则生变，也多虚者急在正气，培之不早，临时无济也。微虚微实者，亦治其实可一扫而除也，甚虚甚实者，所畏在虚，但固守根本以先为己之不可胜，则邪无一不退也。二虚一实者，兼其实，开其一面也。二实一虚者兼其虚，防其不测也。总之实而慎补，固必增邪，犹可得救，其祸小，虚而误攻真气忽去，莫可挽回，其祸大。此虚实之缓急，不可不察也。所谓有无者，察邪气之有无也，凡风寒暑湿燥火，皆能为邪，邪之在表在里，在府在藏，必有所居，术得其本，则直取之，此所谓有，有则邪之实也，若无六气之邪，而病出三阴，则惟情欲以伤内，劳倦以伤外，非邪似邪非实似实，此所谓无，无则病则无气也。不明虚实有无之义必至从逆为从，以标作本，绝人寿命，可不惧且慎哉。

第五十六节　血气相并一实一虚

【原文】

［素问·调经论］余已闻虚实之形，不知其何以生。

【释义】

虚实指上文神有余则笑不休，神不足则悲，气有余则喘咳上气，不足则息利少气，血有余则怒，不足则恐，形有余则腹胀，经溲不利，不足四支不用，志有余则腹胀飧泄，不足则厥而言。虚实的形象既已有之，但其实生之故，尚不得而知。

【原文】

曰：气血从并[1]，阴阳相倾，气乱于卫，血逆于经，血气离居，一实一虚。

【词解】

（1）气血以并：张景岳云并偏胜也，气血以并就是邪气入于经络，与血气并合，偏聚于一处的意思。"倾"作欹字讲，就是不平的意思。

【释义】

五着之有余不足，是由于血气相并所产生的。血气即阴阳，阴阳又有分别，皮肤气分为阳，经脉血分为阴。表为阳，里为阴。身半以上为阳，身半以下为阴。如邪气入于经络与血气并合偏聚于一处，使阴阳相互间不得其平衡，有血并为气，气乱于卫而为气实的，有气并于血，血逆于经而为血实的，血气各离其所，所以形成一实一虚的现象，此段是论血气相并的总纲。

【原文】

血并于阴，气并于阳，故为惊狂。

【释义】

如血并居于阴分，则阴盛而血实，心主血脉，故阴盛则惊，气并于阳分则阳盛，而气实，阳盛则发狂，此言血分气分之为阴阳。

【原文】

血併于阳，气并于阴，乃为炅[1]中。

【词解】

（1）炅：炯同，当热字讲。

【释义】

如血并于阴，则阴虚而生内热。气併乎阴，则阳气内盛，而为热中，故阴阳外内相并，而总属炅中，此言外内之为阴阳。

【原文】

血并于上，气併于下，心惋惋[1]，善怒，血并于下，气併于上，乱而喜忘。

【词解】

（1）惋：马元台云：惋当作悗，读为闷。

【释义】

如血并于上，是血液壅逆于上，故心烦恼，气并于下乃是气郁于下，气郁故易怒，血并于下，是血蓄下焦，切令人健忘，气并于上，是气扰于上，故令人心乱，此分上下之为阴阳。

【原文】

血并于阴，气并于阳，如是则血气离居，何者为实，何者为虚？

【释义】

血并于阴，则阳中无阴。气并于阳，则阴中无阳。上样是血气分离失所，究竟哪个是实，哪个是虚。

【原文】

曰：血气者喜温而恶寒，寒则涩不能流，温则消而去之，是故气之所并为血虚，血之所并为气虚。

【释义】

血之与气，体之异而性则同，都是喜欢温暖，而不喜欢寒冷的，因为寒冷则使其涩滞不能畅流，温暖则能使其消释而运行。邪之或并于血，或併于气，悉由于此。所以气并于阳，血就显得相对的虚少，而血并于阴，气就显得相对的虚少，此复申明血气各自并居而成虚。

【原文】

人之所有者，血与气耳，今夫子乃言血并为虚，气并为虚，是无实乎？

【释义】

人体最重要的是血和气。今乃言血并是虚，气并也是虚就没有实了吗？

【原文】

曰：有者为实，无者为虚，故气并则无血，血并则无气，今血与气相失，故为虚焉。

【释义】

凡虚实之逆，多余的谓之实，缺乏的谓之虚，所以气并阳则血少，血并于阴则气少。今血与气各自分离，失去平衡的情况，所以皆成为虚，此再申明血气并而成虚的是因原而虚。

【原文】

络之与孙脉，俱输于经，血与气并，则为实焉。血之与气，并走于上，则为大厥，厥则暴死，气复反则生，不反则死。

【释义】

人身血气，内外循行，各有其部，孙脉居外，络脉居中，经脉居内，络脉和孙脉中的血气，都输送到经脉中去，是血气相并，那就显得实了。既并于经，血与气并而上逆，则发生大厥之病，其症突然昏倒，如同暴死一样。假如气复反于下则生，不反于下则上厥下脱而死，此言血与气共并于上则为实。

第五章 病 机

按：百病之生，都有虚实，虚实之因，亦不一致，本节是说明邪气入其经络与血气相并的虚实，因为气血以并，阴阳不得其平衡，气此于卫，血逆于经，血气各离其所，所以形成一实一虚的现象，此数语是本节的总纲，血气喜温而恶寒，寒则留滞，温则消散，这是相倾以并的根源，其余都是说明气血虚实所发生的症状与其成因，释义中都很明了分晰，学者审之。

第五十七节　阳虚生外寒阴虚生内热
阳盛生外热阴盛生内寒

【原文】

〔素问·调经论〕经言阳虚则外寒，阴虚则内热，阳盛则外热，阴盛则内寒，余已闻之矣，不知其所由然也。

【释义】

阳主外，阴主内。阳虚阴虚有外内之寒热。阳盛阴盛，有外内之寒热。这种说法，是已听到了。但其所以然的道理尚不得而知。

【原文】

曰：阳受气于上焦，以温皮肤分肉之间。今寒气在外，则上焦不通，上焦不通，则寒气独留于外，故寒慄。

【释义】

《灵枢·决气》说：上焦开发，宜五谷味，熏肤充身泽毛，每是诸阳皆受气于上焦，以温养皮肤分肉。今寒气侵袭外表，则卫气壅闭，上焦之气，不能通达于肤腠之间，上焦不通，则阳气虚，寒气独留在外表，所以发生恶寒战慄。

【原文】

阴虚生内热奈何？曰：有所劳倦，形气衰少，谷气不盛，上焦不行，下脘不通，胃气热，热气熏胸中，故内热。

【释义】

凡人饮食劳倦则伤脾，脾主肌肉，脾伤，则形气就要衰少。水谷入胃，顾脾气之转输，脾伤则运化失职，故谷气也不旺盛。上焦不能很好流行，下脘不得通畅，胃气郁遏而生热，热气熏于胸中，所以阴虚而生内热。

【原文】

阳盛生外热奈何？曰：上焦不通利则皮肤致密，腠理闭塞玄府不通，卫气不得泄越故外热。

【释义】

肺主气而外合于皮毛，凡人上焦通利，则充肤泽毛，若雾露之溉，如果上焦不通利，则皮肤紧密，而腠理闭塞，汗也就不通畅，卫气就不能发泄而外越，所以发生外热。

【原文】

阴盛生内寒奈何？曰：厥气上逆，寒气积于胸中，而不泻，不泻则温气去寒独留，则血凝泣，凝则脉不通，其脉盛大以涩，故中寒。

【释义】

下焦的阴气厥逆于上，因而寒气就聚于胸中，而不得下泻，寒气不泻，则温暖之气就减低，而寒气却独留于胸中，寒则血液凝涩，而脉不通畅，因而其经脉就盛大而中见涩象所以成为内寒。

按：病之体不外阴阳，病之势不外寒热，而寒热之来，各有其因，本节所言，即就阴阳虚实，而说明外寒内热，外热内寒的原因。推之阴虚生内热，只指脾土受伤而言。还有情欲不节，五藏失守而伤精，精伤则水亏，故邪火易生，阴虚内热的，此为尤甚，不可不知。

第六章　诊　法

　　在疾病发生，邪正相争的过程中，欲施治疗，必先诊断，诊断的方法，主要的不外望色闻声问症切脉。果能四者结合，以常衡变，从而分析归纳，以求准确，患者的痛苦，就不难解决了。但欲诊断准确，非具备一定的理论基础不可，所以本章选择《内经》中有关四诊方面的一部分，作为原则性的指导，是能从此再作进一步的研究，那就更全面了。

第一节　辨五官部位与五色形气以决死生

【原文】

　　［灵枢·五色］明堂者，鼻也；阙者，眉间也；庭者，颜也；蕃者，颊侧也；蔽者，耳门也。其间欲方大，去之十步望见于外，如是者，寿必中百岁。明堂骨高以起平以直，五藏次$^{(1)}$于中央，六府挟$^{(2)}$其两侧，首面上于阙庭，王宫$^{(3)}$在于下极$^{(4)}$。五藏安于胸中，真色以致，病色不见，明堂润泽以清。五色之见也各出其色部，部骨陷者，必不免于病矣。其色部乘袭$^{(5)}$者，虽病甚，不死矣。

【原文】

　　青黑为病，黄赤为热，白为寒。其色麤以明，沈夭者为甚。其色上者，病益甚。其色下行，如云彻散者，病方已。五色各有藏部，有外部，有内部也。色从外部走内部者，其病从外走内，其色从内走外者，其病从内走外。病生于内者，先治其阴，后治其阳，反者益甚。其病生于阳者，先治其外，后治其内，反者益甚。常候阙中，薄泽为风，冲$^{(6)}$

浊为痹，在地⁽⁷⁾为厥，此其常也，各以其色；言其病。大气入于藏府者，不病而卒⁽⁸⁾死。赤色出两颧，大如母指者，病虽小愈必卒⁽⁹⁾死。黑色出于庭，大如母指，必不病而卒死。

【词解】

（1）次：当居讲。

（2）挟：当附讲。

（3）王宫：心为君主，叫作王宫。

（4）下极：在两目之间，后人谓之山根。

（5）乘袭：如心部是黄，肝部是赤，肺部是黑，肾部是青，乃是子气袭于母部，叫作乘袭。

（6）冲：当深讲。

（7）地：即面之下部。

（8）卒：音义与猝同。

（9）卒：应作终究讲。

【释义】

色为气之华，察人之病，先要留心望其面部藏府支配之所。鼻叫作明堂，眉间叫作阙中，额叫作天庭，颊侧叫作蕃，耳目叫作蔽，这九项生得端正宽大，虽相去十步，而望去非常分明，像这样的人，寿堪百岁。鼻骨高起正直，五藏之候，望在鼻中，六府之候，望在两旁，阙庭以上，属于头部，心居肺之下，在于两目之中，五藏和平而安于胸中，这些地方必发现正色而不见病色，特别是鼻部，必然清油。五藏的病色，多随着分配的部位而呈现，如本部之色，隐然现于骨间的，那就必不免于病，朱永年所谓"病生于内者，从内而外，色隐现于骨者，病已成矣"。然色部虽存变见，如果祇系互相承袭，如心部是黄，肝部见赤，肺部见黑，肾部见青，此子气袭于母部，并无克贼之色，病虽沉重，不至于死，朱永年所谓"从子以减其母气也"。青黑之色为病，黄赤之色为热，白色为寒，此五色各有所主病，但还须看其色泽，其色本麤以明，而忽然沉夭不明，则其病必重，更须看其有无向上发展的形势，如果向上发展，则是浊气方升，病色日增，其病亦必日增。如病色向下移动，好像浮云微微的样子，则是滞气将散，病势亦必减轻。内藏病色的反映，在面部既有一定的部位，五藏之部为内部，六府之部为外部。六府为表，五藏为里。凡病色先起外部，而后及于内部的，其病从表入里，是外为本而内为标；若先起内部，而后及于外部的，其病从里出表是阴为本而阳为标。在治疗的时候，病起于内的，应当先治其阴，后治其阳。病起于外的，应当先治其外，后治其内。违反了这个规律，其病势必然加重。阙中是肺的部位，如色薄而明亮，就是风病，因为风病在阳，皮毛受之。中央是脾的部位，如色深而晦浊，就是痹病，因为痹病在阴，肉骨受之。厥逆为寒湿之变，病起于下，所以色先见于下面地阁。此其常候，可察色以辨证。但有无气大虚，大邪之气，候入于藏府，如水色见于火部，火色见于金部之类，虽不病，亦必骤然死亡。两颧有赤色，大如拇指，成思成条，聚而不散，此为最凶之色，病虽小愈，终不免于死。天庭处于最高，有黑色干之，大如拇指，此肾藏已绝之表现，虽不病，亦必暴死。

按：望色之法，在诊法中极其重要。本文分为五节：（一）说明面部藏府支配之所与其平色，因为平色既辨，方可辨病色。（二）说明五藏之病色，各见于本部，其色隐然陷于骨间的，必不免于病，其色系乘袭而非克贼的，虽病亦不至于死。（三）说明五色各主之病，即以其色，辨病的间甚与外内，并指示治疗之程序。（四）就风寒湿邪，指示一般察色辨症的方法。（五）说明外因之病，入于藏府的，多不病而卒死。内因之病藏府相乘的，如赤色出两颧，病虽小愈，必卒死；黑色出于庭，必不病而卒死。是《内经》论色，分平病死三等。这些都是古人积累的临床经验，是有相当价值的，学者最宜注意。

第二节　论精明五色

【原文】

［素问·脉要精微论］夫精明[(1)]五色者，气之华也。赤欲如白裹朱[(2)]，不欲如赭[(3)]；白欲如鹅羽，不欲如盐，青欲如苍璧[(4)]之泽，不欲如蓝[(5)]，黄欲如罗裹雄黄[(6)]，不欲如黄土，黑欲如重漆色[(7)]，不欲如地苍[(8)]。五色精微象见[(9)]矣，其寿不久也，夫精明者，所以视万物，

别黑白审长短，以长为短，以白为黑，如是则精衰矣。

【词解】

（1）精明：此处作眼睛解。藏府的精气，都上朝于目而为光明，所以叫作精明。

（2）白裹朱：据马元台注，白应作帛，朱即朱砂，裹是包裹。

（3）赭：是暗红色，如代赭石。

（4）苍璧：是青绿色的玉石，色有光润。

（5）蓝：是一种草名，可为染料，其色深而不鲜明。

（6）罗裹雄黄：罗是白色绫罗，雄黄药名，火黄色。

（7）重漆色：重读从，重漆色，是膝而又漆的器皿，其黑色光可照人。

（8）地苍：张景岳说：他之苍黑，枯暗如尘，《脉经》及《东医宝鉴》都作地炭，《甲乙经》作炭色。

（9）精微象见：吴鹤皋说，言真元精微之气化作色相毕现于外更无藏蓄是真气脱矣。

【释义】

精明见于目，五色显于面，都是人体五藏的精气透露于外的象征，最宜察视的。就五色来说，赤色要像帛绢裹着朱砂那样的红润，不要像赭石样的晦暗；白色要像白鹅羽毛那样的光润，不要像食盐样的板滞；青色要像青绿色的璧玉那样的莹泽，不要蓝靛样的干枯；黄色要像白色的绫罗裹住雄黄，看上去很明朗，不要像黄土样的遏滞；黑色要像重漆过的器皿而有光彩，不要像地苍样的枯暗。总而言之，五色是欲其润泽，不欲其枯槁的。如果五精微的现象过分透露，那又是五藏精气内绝之兆，就可预测其寿命不能长了。再就人的眼睛来说，凡人藏府的精气，都上注于目而为光明，所以叫作精明。精明是用来观察万物的，可以区别黑白，审视长短。假使看起东西来，连长短黑白都不能辨别，颠倒错乱，这样就说明它的精气已经衰竭，身体内部已起了变化，生命就有问题了。

按：望闻问切，是中医综合诊断，作为辨症施治的方针，望诊是四诊的一部分，本不够全面。但是精明五色，是人体藏气虽于外的象征，在诊断上却占重要的地位，本节是说明察色和察目的概要，察色的主要关键，欲其润泽有神，不欲其枯槁无神，但是久病而忽然表现气色充盈的样子，就叫作精微象见，是将死的预兆。久病而视力颠倒错乱，也是精衰神衰的表现，亦非久安之兆，这在诊断上是比较确实可靠的。

第三节　五藏热邪未发先见赤色

【原文】

［素问·刺热］肝热病者，左颊先赤；心热病者，额先赤；脾热病者，鼻先赤；肺热病者，右颊先赤；肾热病者，颐先赤。病虽未发，见赤色者刺之，名曰治未病。

【释义】

热为火病，赤为火色，所以五藏的热病，必先见赤色。赤色之见，各有其部。如肝木居左，所以肝热病人，在未发病前，已在左颊，出现赤色。心火居上，所以心热病人，则额部先见赤色。脾土居中，所以脾热病人，鼻先现赤色。肺金居右，所以肺热病人，右颊先现赤色。肾水居下，所以肾热病人，下颌先现赤色。五藏病虽未发，而赤色已见于面部，则为病之先兆，当求其藏而即刺之，所谓防于未然。

按： 本节系根据五行学说，将五藏分配于面部，五脏有热，就可外应在面部出现赤色。可见邪本优于血气之中，随气血流行而不觉，良工望而知之，乘其色之先见，即用针刺，便邪势杀而病自轻，即《难经》所谓"随其经之所在而取之者，是为上工治未病也"。用药之法。亦可类推。

第四节　观察形体以测强弱

【原文】

［素问·脉要精微论］夫五藏者，身之强也。头者精明之府[1]，头倾[2]视深[3]精神将夺矣。背者胸中之府[4]，背曲肩随，府将坏矣。腰者肾之府，转摇不能，肾将惫[5]矣。膝者筋之府，屈伸不能行则偻

附[6]，筋将惫矣。骨者髓之府，不能久立，行则振掉[7]，骨将惫矣。得强则生，失强则死。

【词解】

（1）府：当聚字讲，和藏府的府不同。

（2）头倾：头低垂不能抬起。

（3）视深：作视下讲，亦可作目珠凹陷讲。

（4）胸中之府：胸中，在此处是指的五藏。胸中之府，就是五藏之府。

（5）惫：衰败。

（6）行则偻附：偻是曲背。附是依附。行则偻附，是说行路时，背不能伸直，并且还要依附于杖。

（7）振掉：可作震颤讲。

【释义】

凡人的身体强弱与五藏有着密切关系。五藏的精气，乃人身所恃以为强健的。精气上升于头，以成七窍之用，故头为精髓神明之所聚。假使头低垂而不能举，目视下而凹陷，这些表现精神镌削之兆。五藏居于胸中，而背乃藏俞所系，所以说背为胸中之府。假使脊椎无力，背既屈曲，而肩又随之，是胸中之府。有败坏之兆。两肾居于腰内，所以腰为肾之处府，腰为身之大关节，主屈伸而利机关。假使身欲转动而不可得，是肾中之元气，有败坏之兆。筋虽主于肝，而维持关节以立此身的，惟膝腘之筋为最。假使膝腘不能伸缩，行路的时候，背又不能伸直，还要依附手杖，是筋有败坏之兆。髓充于骨，故骨为髓之府。假使立不能久，行则震颤，是骨有败坏之兆。总之，气强形盛的则生，气竭形衰的则不免于死。

按：望诊固重神色，而对于形态的观察，也有同样的重视。如本节所言"头倾视深""背曲肩随""转摇不能""屈伸不能""不能久立"。从这些方面，看到形体的异常，就可了解到藏府的病变。此不过作扼要的指示。又如《伤寒平脉法》说的"言迟者风也""摇头言者里痛也""行迟者表强也""坐而伏者短气也""坐而下一脚者腰痛也""裹实护腹如怀卵物者心痛也"这些又说明了各种的疾病，能表现出各种特殊的形态。这样的望诊之法，散见各医籍者甚多，希望学者随时注意，对于临床诊断，是有很大帮助的。

第五节　闻声别症

【原文】

［素问·脉要精微论］五藏者，中之守也。中盛⁽¹⁾藏满⁽²⁾气胜⁽³⁾伤恐⁽⁴⁾者，声如从室中言，是中气之湿也。言而微终日乃复言者，此夺气也。衣被不敛，言语善恶，不避亲疏者，此神明之乱也。

【词解】

(1) 中盛：中是腹中，盛是水气盛。

(2) 脏满：是指脾藏壅塞胀满而言。

(3) 气胜：张景岳作喘息讲。

(4) 伤恐：恐为肾志，伤恐就是伤肾。

【释义】

五藏是藏精气而不泻的，所以称为中之守，精气充于中，而外发于言，声音必然宏亮。如果水气盛于腹中，使脾藏壅塞胀满，一方面必上迫于肺，息高而喘，另一方面又必伤及肾藏。肾为生气之原，音声由肾气而发，肾气既伤，则其讲话就如在密室之中，音低而不能外达，这是中气被湿邪蒙蔽的缘故。假使言语低微，气不连续，整天都是说重话，这是正气衰夺的表现。若衣被不知敛盖，而语言又不知好歹，无论亲近和疏远的人，都不知回避，这是神明错乱的现象。这些在闻诊方面，都须注意的。

按： 关于闻诊方面，这里摘录的材料很少，我们要说明的，闻诊首先要本宫商角徵羽五音，呼笑歌哭呻五声，分别五藏及其变动，以求病之善恶，前在藏象篇中，已经讲过。本节说明三种不同的症状，即发生三种不同的语言音声，断定孰为中气之湿，孰为正气衰夺，孰为神明之乱，是于听声中并可得其神气之变动，其义更精细了。另外如《金匮》所言病人语声寂寞然喜惊呼者，骨节间病；语声暗暗，然不彻者，心膈间病；语声啾啾然细而长者，头中病。这是以病声内合病情，而下中上三焦受病，莫不有变动可徵。是於听声察病，愈推愈广了。其他散见各书的，如出言壮厉，先轻后重的为外感。出言懒怯，先重后轻的为内伤。谵语狂言为实证；郑声独语为虚证。咳声不扬，为金实无声；劳瘵音哑，为金破无声。喘症属实的，胸满声粗，气长而有余；属虚的，呼长吸短，急促而不足。实喘出气不爽；虚喘入气有音。这些都是古代医家从实践观察中所得出的经验，证之临床确是事实。希望学者随时注意，以提高其诊断的准确性。

第六节　临病人问所便

【原文】

［灵枢·师传］入国问俗(1)入家问讳(2)上堂问礼，临病人问所便。……便病人(3)奈何？曰，夫中热消瘅(4)则便寒。寒中之属，则便热。……胃欲寒饮，肠欲热饮，两者相逆，便之奈何？且夫王公大人血食之君(5)，骄恣纵欲，轻义而无能禁，禁之则逆其志，顺之则加其病，便之奈何？治之何先？曰：人之情莫不恶死而乐生，告之以其败，语之以其善，导之以其所便，开之以其所苦，虽有无道之人，恶有不听者乎。

【词解】

（1）俗：指风土人情说。

（2）讳：作忌字讲。

（3）便病人：此便字含有治疗的意义；与下面的便寒便热意义相同，和问所便的便字解释不同。

（4）消瘅：张景岳说：内热为瘅，善饥渴而日渐消瘦。

（5）王公大人血食之君：是指那些欺压人民吮髓吸血的封建主。

【释义】

在进入一个国境的时候，首先要了解这个国家的风土人情。在访问一家人家的时候，也必须了解这个人家有什么忌讳。登堂拜访，更应该懂得当地的礼节。凡有所不知道的，非问人不可。何况疾病关系人的生命，不问就可能了解其痛苦，解决其痛苦。所以医生面临病人，应该问其居处动静阴阳寒热性情之宜，以了解其情状。如得其情，遇到内中有热善饥渴而日渐消瘦的病人，则治便于寒。遇到内中有寒的一类的病，则治便于热，这样顺其病情，问题自然容易解决了。如果遇到一种病人，胃中有热而欲寒欲，肠中有寒而欲热饮，同在一个病人的身上，胃肠之间，起了两个不同的病变，极端矛盾，在治疗上是如何处理呢？还有一种自觉很高贵的人，性情骄傲，遇到疾病纠缠，还是恣意妄行，一切起居饮食，不问宜与不宜，总是纵其私欲，这种人向来轻视别人，当然不会听从医生的劝告，也很难禁止他。如果硬性的要他改变习惯，非但不能甘愿接受，相反地更增进了他的精神刺激。假如顺着他的意志去做，那么就要加重他的病势。这是如何治疗，应该用什么方法来解决呢？在这种复杂的情况之下，有效的措施，就是要掌握病人的思想规律，也是一个人没有不怕死亡而要求生存的，有谁愿意让病魔来折磨自己呢？为医生的，就要紧紧抓住这个关键，进行耐心说服，告诫他病势若此，如何就要失败，如何才能好转，慢慢地引导他要往有利的方面去作，以求好转，启发他不要往有害的方面去做，自寻苦恼。医生抱着一种很诚恳的态度，说明道理，用言语来感动他，纵有极顽强的人，一旦念及生死关头，未有不心甘情愿接受医生劝告的，如此才能正确地执行治疗任务，以达到挽救病人的目的。

按： 医工但急切脉，不注意问诊，这是一种错误。病者以病试医，隐瞒病情，这也是自轻其生命。本节临病人问所便一语，包含很广，是非常必要的。其余所言，似乎超出了问诊范围，但是在当社会背景和历史条件下，能够这样掌握病人的思想规律，进行耐心说服，以求达到治病救人的目的，这种高贵道德品质是值得我们学习的。

第七节　问察原委

【原文】

［素问·疏五过论］凡欲诊病者，必问饮食居处，暴乐暴苦，始乐后苦，皆伤精气。精气竭绝，形体毁沮[1]。暴怒伤阴，暴苦伤阳，厥气上行，满脉去形，愚医治之，不知补泻，不知病情，精华日脱，邪气乃并，此治之二过也。

【词解】

（1）沮：作败坏讲。

【释义】

人的心志苦乐，与饮食居处，有密切关系，所以凡治病者，必问其饮食居处的情况如何，因为饮食居处良好的人，则必乐，乐者多过于温饱，饮食居处恶劣的人则必苦，苦者多失于饥寒。无论暴乐暴苦，或者先乐后苦，总之过于温饱与失于饥寒，都足以伤人的精气，精气竭绝，则身体就要败坏。至于喜怒不中，也是致病的因素，如怒为肝志，肝为阴，故暴怒则伤阴。喜为心志，心为阳，故暴喜则伤阳。喜怒过度，于是逆气上行，充满经络，即神气与形体就相离了。粗工治之，不明虚实，妄施补泻，这就是不识病情。以致病人的五藏精华，日就消失，邪气乃乘机而入，聚而为病。这是治疗中过失之二。

按：生活变迁，遭遇顺逆，都会影响至人们意志的活动而发生病变。如本节所说的暴乐暴苦，先乐后苦，皆伤精气，以及暴怒伤阴，暴喜伤阳，这种病情，无论何人，无论何时，那是不变的。但是伤精气是相同的。暴怒伤阴，暴喜伤阳，是不同的。这里必须先要问明。然后在伤精气的同名同形下，分析出伤阴或伤阳，以便用不同的方法来治疗，这是《内经》诊法中的比类原则，最要留意。

第八节　诊法当以平旦

【原文】

［素问·脉要精微论］诊法常以平旦，阴气未动，阳气未散，饮食未进，经脉未盛，络脉调匀，气血未乱，故乃可诊有过之脉[1]，切脉动静而视精明，察五色，观五藏有余；不足，六府强弱，形之盛衰，以此参伍[2]，决死生之分。

【词解】

（1）有过之脉："马元台云：人之有病，如事之有过误故曰有过之脉"。就是因病而脉搏反常的意思。

（2）参伍：以三相较叫作参，以伍相类叫作伍，就是相互参合的意思。

【释义】

诊法是很精微的，然必本于阴阳气血。阴主静，阳主动；一有动作，则静者动，而动者则必至于散乱，所以诊法最好是在清晨时候进行。为什么呢？因为经过一夜的睡眠，阴气尚静而未动，阳气尚聚而未散，加以饮食未迫，胃气尚安，经脉之气血未盛，络脉之气血也很调匀，又未经人事之纷扰，气血都很正常，在此安静的环境下而诊察，才比较准确可靠。如脉乃气血之先，盛则脉盛，衰则脉衰，热则脉散，寒则脉迟，微则脉弱，平则脉和，长人脉长，短人脉短，性急人脉急，性缓人脉缓。与此相反，即为有过之脉，既已索脉象，辨别其阴阳动静，尤必须视其精明，能审情辨物，与不能审情辨物。察其面容之色，是润泽还是枯槁，是藏而不露，还是露而不藏。观五藏有余不足，有余则得其守，不足则失其守，观六府强弱形之盛衰，形盛则府强，形衰则府弱，综合这几种诊法，相互参合，则胸中自有把握，可以决断预后的良否，假使粗率从事，就难得其病之真相了。

按：人是一个有机体，与内在或外在的刺激因素，是有密切关系的，如因思想、情感、语言、饮食、劳动，以及风、寒、暑、湿等的激动，则血液循环，受了影响，脉搏就会变异。古人指示我们诊脉要在平旦的时候，是有充分理由的。但是这个办法，在事实上，是做不到的。不过未诊之先，须令病者得到短时间的安静，这是必要的。还要视精明的神气、察五色的变见，观藏府的虚实，别形容的盛衰，参伍以求，则阴阳表里虚实寒热之情无所遁，而先后缓急真假逆从之治必无差，这些凡是负有医疗职责的人，都应领会的。

第九节　平脉病脉死脉

【原文】

［素问·平人气象论］人一呼[(1)]脉再动[(2)]，一吸[(1)]脉亦再动，呼吸定息[(3)]脉五动，闰[(4)]以太息[(5)]命曰平人。平人者，不病也。人一呼脉一动，一吸脉一动曰少气。人一呼脉三动，一吸脉三动而躁尺热[(6)]，曰

病温。尺不热，脉滑，曰病风。脉涩曰痹，人一呼脉四动以上，曰死。脉绝不至，曰死，乍疏乍数，曰死。

【词解】

（1）呼吸：出气叫作呼。入气叫作吸。

（2）动：当至讲。

（3）呼吸定息：一呼一吸为一息，呼吸定息，是说呼吸之间略有停顿的时间。

（4）闰：作余讲，犹闰月之谓。

（5）太息：谓其息甚长。

（6）尺热：腕关节至肘关节之间皮肤上发热。

【释义】

脉为气血的征兆，寸口为脉的大会，脉有平脉病脉死脉之分，都可于寸口决之。如诊脉之时，一呼两至，一吸亦两至，呼吸之间，略为停顿，脉又一至，故曰五动，这是如岁余之有闰，这样的脉，就是无病之脉。若一呼一吸，脉各一动，是一息只有二至，二至则为迟，迟主寒疾，寒为阳虚，阳虚是由于气虚，故曰少气，若不因定息太息，而一呼脉三动，一吸脉亦三动，并带躁急之象，是一息六至，其数甚矣。脉气既如此，如果腕关节至肘关节之间，皮肤发热，由此可以推知其周身之必热。脉既数而躁，而周又发热，故知其为病温。若尺部之皮肤不发热，脉躁而带滑，是为阳邪盛，风之伤人，阳先受之，故当病风。躁而带涩，是气滞血少，故当病痹。若一呼脉四动，则一吸亦必四动，是一息八至，况又不止如此，而到四动以上，这叫作夺精脱精，故为死脉。若脉绝不至，是元气已竭尽无余，亦为死脉。若脉象时快时慢，毫无定准，是阴阳败乱无主之象，亦为死脉。

按：本节以平人之脉，一呼再动，一吸亦再动，呼吸定息脉五动为标准，不及则为迟，过则为数；迟与数，皆为病脉。若一呼脉四动以上，与脉绝不至，此为过之极，与不及之极，皆为死脉。迟数是以至数言，藉此诊断寒热。数脉之中，又有滑涩之分，滑涩是以形象言，藉此诊断虚实。这些，都是脉诊的一个总纲，学者宜熟记。

第六章　诊　法

第十节　五脉太过不及为病

【原文】

［素问·玉机真藏论］春脉者，肝也，东方木也，万物之所以始生也。故其气来软弱，轻虚而滑，端直以长，故曰弦，反此者病。其气来实而强，此谓太过病在外；其气来不实而微，此谓不及，病在中。太过则令人善怒，忽忽⁽¹⁾弦冒而巅疾；其甚不及则令人胸痛引背，下则两胁胀满。

【词解】

（1）忽忽：恍忽不爽之貌。

【释义】

春时之脉，肝藏主气，春属东方，为万物开始生长的时候，故其气味是软弱的，肺象轻虚而滑，端直而长，所以谓之弦，反此者则为病脉，怎样是反常的脉象呢？其气来时而强，那就违反了阳气初生其气尚微的现象，这叫作太过，主病在外，如果出现不实而微的脉象，这叫作不及，主病在内。太过则令人善怒，肝阳上升于巅，发生目花神昏的症状。如果不反则肝郁，失了疏泄的作用，使气血郁滞于中，就要发生胸痛牵引到背部，两胁胀闷等症状。

按：新校正云，按《气交变大论》，木太过甚，则忽忽善怒，眩冒巅疾，则令人善忘的忘字，当作怒字，今从之。

【原文】

夏脉者，心也，南方火也，万物之所以盛长也，其气来盛去衰，故曰钩，反此者病。其气来盛去亦盛，此谓太过，病在外。其气来不盛，去反盛，此谓不及病在中。太过则令人身热而肤病，为浸淫⁽¹⁾。其不及，则令人烦心，上见咳唾，下为气泄。

【词解】

（1）浸淫：张隐庵云：肤受之疮，火热盛也。

【释义】

心脉通于夏气，夏属南方火，为万物生长茂盛的时候，也是阳气盛的时候，因而其脉来盛去衰，有如钩象，其本有力而肥，其环转则秒而微，反此者则为病脉。假如真气来盛去亦盛，那就是阳极盛了，是为太过，主病在外。假如其气来不盛，去反盛，是根本虚而未反减，是为不及。太过是心气有余，也是心火太旺，火旺于内则身热，热灼皮肤则痛，也可能刺激皮肤，而发生浸淫疮。不及则象征心阳衰于内，就要产生虚烦。肺与心同居膈上，心阳衰则不能温肺，就要发生咳唾，不陷则为气泄。

【原文】

秋脉者肺也，西方金也，万物之所以收成也，故其气来轻虚以浮，来急去散，故曰浮，反此者病。其气来毛而中央坚，两傍虚，此谓太过，病在外。其气来毛而微，此谓不及，病在中。太过则令人逆气而背痛愠愠⁽¹⁾然。其不及，令人喘，呼吸少气而咳，上气见血，下闻病音。

【词解】

（1）愠愠：马元台云，不舒畅也。

【释义】

秋脉通于肺气，属西方金，是万物收成的时候，此时阳气逐渐下降，阴气逐渐上升，阳虚，所以脉来浮而轻虚；阳渐退，阴渐进，所以脉来急而去散；反比者则为病。假如毛而中央坚实，当为肺气盛，此谓太过，主病在外。假如其气来毛而微弱无力，这是肺气不足的表现，主病在中。太过则气逆于肺，不能行其输布作用，肺的俞在背部，所以背痛而有倦闷不舒的感觉。其不及则令人气虚而喘，呼吸无力而咳嗽，咳则气逆，有时可能见血，同时在胸部也可以听到呼吸不畅的声音。

【原文】

冬脉者肾也，北方水也，万物之所以合藏也，故其气来沉以搏，故曰营⁽¹⁾，反此者病。其气来如弹石者，此谓太过病在外。其去如数者，此谓不及，病在中。太过则令人解㑊，脊脉痛，而少气不欲言。其不及，则令人心悬如病饥，胁⁽²⁾中清，脊中痛，少腹满，水便变。

【词解】

（1）营：吴鹤皋云：营、营垒之营，兵之守者也，冬主闭藏，脉来沉，石如营兵之守也。

（2）胁：音渺，季胁下空软虚。

【释义】

冬时之脉，肾藏主气，冬属北方水，为万物闭藏的时候，其脉来沉而微搏，如兵之固守于营，反此者则为病。如果脉来坚硬为弹石，这是表示肾气太盛，主病在外。如果脉象往来急疾，非数而类于数，这是表示肾气不足，此谓不及，主病在内，太过则肾气反外泄，而根本受伤，所以发生全身懈惰无力。肾脉贯脊，故全脊痛。心主言而发源于肾，根气伤则气少不欲言。其不及则心肾水火之气，不能交济，就出现心悬似饥的感觉。胁在肾的两傍，肾阳不足，所以胁中常觉清冷，脊中亦痛，肾合膀胱，肾虚而不能施化，则膀胱功能失职，所以少腹胀满，小便变易其正常状态。

【原文】

脾者土也，孤藏以灌四傍者也，善者不可见，恶者可见，其来如水之流者，此谓太过，病在外。如鸟之喙者，此谓不及，病在中。太过则令人四支不举。其不及则令人九窍不通，名曰重强⁽¹⁾。

【词解】

（1）重强：张景岳云：重强，不柔和貌，沉重拘强也。

【释义】

脾属土，土为万物之母，位居中央，寄旺于四时之末各十八日，因其不单独主一时，故名曰孤藏。其职在运化精微，外而营养四肢百骸，内而营养藏府，所以说脾是灌溉四傍的。脾在运行正常功能的时候，无征可察，故善者是不得而见的，只有恶者是见的。恶者如何可见呢？如脾脉之来，如水之流，散而无纪，此谓太过，病在外。如鸟之喙，硬而不和，此谓不及，病在中，太过，则脾土湿盛，四肢被湿气壅滞而不能举动。不及，则消化水谷的功能，就发生了障碍，各藏府也就失掉了营养的资源，其气不能过于九窍，所以九窍不利，显出一种沉重拘强之象。

按：本节经文，将五藏在顺应四时的情况下所出现的正常的脉象和太过不及的病脉，作了对照说明。并将五藏出现病脉时所发生的病变，也逐条作了指示。细察之，切实扼要，在临床上是常常遇着的。学者宜牢记。

第十一节　长短数大盛代细涩

【原文】

［素问·脉要精微论］夫脉者血之府也。长则气治，短则气病，数则烦心，大则病进。上盛则气高，下盛则气胀，代则气衰，细则气少，涩则心痛。浑浑(1)革至如涌泉(2)，病进而色弊，绵绵(3)其去如弦绝死。

【词解】

（1）浑浑：浊乱疾流的样子。

（2）革至如涌泉：革音亟，作急讲。是说脉来甚急，如泉水之汹涌。

（3）绵绵：高士宗说：爽散无伦之意。

【释义】

营行脉中，是为血府。然血之所以行，实气为之司。《灵枢逆顺篇》说："脉之盛衰者，所以候血气之虚实"。则知此处难单举一血，而气已包括其中。长脉形如长竿，过于本位。长主有余，凡长而缓和，不见其他的病脉，这是健康的现象。短脉与长脉相反，两头无，中间有，不及本位。其来迟滞，是表示气行不足，或痰湿阻滞为患。数脉往来急迫，一息六至，这是阴微阳盛，血行亢进，脉搏随之增快，所以烦心。大脉往来满大，这是表示血气方怯，病势进展的现象。上盛是说寸口脉大而有力，主气上升而为气高。下盛是说尺部脉大而有力，主气下沉而为气胀。代脉是动而中止，不能自还，因而波动，这是心藏方面发生衰弱的现象。细脉软而无力，微细如丝，细为正气少，多见于贫血久病体弱大失血，以及忧劳过度的患者，涩脉往来艰难，不复流利，这是心血不足，所以有时作痛，多见于久病之后，或暴病大脱血之后。脉象浑浑泻乱，其来甚急，如泉水之汹涌，此为病进，其色亦必败恶。若正气大衰，脉象縣縣，至微至细，或如弓弦之断绝者，此皆不治之症。

按： 营血行于脉中，卫气行脉外，所以脉搏的变异，即阴阳气血盛衰的征兆。就本节所举八脉表现的征象，和浑浑毕至如涌泉，绵绵其去如弦绝的脉象，而研究之，亦可得其梗概。

第十二节　三部九候

【原文】

[素问·三部九候论] 人有三部，部有三候⁽¹⁾，以决死生，以处百病，以调虚实而除邪疾。上部天，两额之动脉。上部地，两颊之动脉。上部人耳前之动脉。中部天，手太阴也。中部地，手阳明也。中部人，手少阴也。下部天，足厥阴也。下部地，足少阴也。下部人，足太阴也。故下部之天以候肝，地以候肾，人以候脾胃之气。中部天，以候肺，地以候胸中之气，人以候心。上部天，以候头角之气，地以候口齿之气，人以候耳目之气。……三而成天，三而成地，三而成人，三而三之，合则为九。……故神藏五⁽²⁾，形藏四⁽³⁾，合为九藏。……必先度其形之肥瘦，以调其气之虚实，实则泻之，虚则补之，必先去其血脉而后调之，无问其病，以平为期。

【词解】

(1) 候：谓诊候其病情。

(2) 神藏五：指肝心脾肺肾而言。

(3) 形藏四：指头角、耳目、口齿、胸中而言。

【释义】

人有上中下三部，每部有天地人三候，三而三之，是谓三部九候，这就是诊病切脉的部位。从这些部位中，分别脉象至数观察形气强弱，故可以分析疾病的轻重死生，以处理各种疾病，调理其虚实，祛除其病邪。上部的天候，在额两旁的动脉处，当颔厌之分，足少阳脉气所行。上部的地候，在两颊的动脉处，即地仓大迎之分，足阳明脉气所行。上部的人候，在两耳前的动脉处，即和髎之分，手少阳的脉气所行。中部的天候，在掌后寸口动脉处经渠之次，手太阴脉气所行，中部的地候，在手大指次指歧骨间动脉处合谷之次，手阳明经脉气所行。中部的人候，在掌后锐骨下动脉处神门之次，手少阴脉气所行。下部的天候，在气冲下三寸动脉处五里之分，足厥阴脉气所行。下部的地候，在内踝后跟骨旁动脉处太溪之分，足少阴脉气所行。下部的人候，在鱼腹上越筋间动脉处箕门之分，沉取乃得之，足太阴脉气所行。若候胃气，当取足跗上的趺阳。所以下部的天属足厥阴经，足厥阴属肝，故候肝经的病。下部的地属足少阴经，足少阴属肾，所以候肾经的病。下部的人属足太阴经，足太阴属脾，脾与胃以膜相连，所以候脾胃之气。中部天属手太阴经，以候肺气。中部地属手阳明经，以候胸中之气。中部人属手少阴，以候心气。上部天在额旁动脉处，所以候头角之气。上部地，在两颊的动脉处，所以候口齿之气。上部人在耳前动脉处，所以候其目之气。从三部中乃成为三个天候，三个地候，三个人候，三而三之，则合为九候，故人之神藏有五，即肝藏魂，心藏神，脾藏意，肺藏魄，肾藏志；形藏有四，即头角、耳目、口齿、胸中，共为九藏。诊候九藏的病情，必先观察病人形体的肥瘦，以调整其气的虚实，当补则补，当泻则泻。若由于瘀血在脉而为壅塞所造成的，必先刺去其瘀血的壅滞，而后再调其虚实，不问是什么病，总以气脉平调为期准。

按：人与自然环境，是一个统一的整体，所以切脉的部位，就根据这个道理，把人体分为上中下三部，每一部分成天地人三候，叫作三部九候。凡头面手足的动脉，无不诊之，与秦越人以后以手之寸关尺为三部，每部以浮取中取沉取为九候者不同。如此诊法，在时间和实际上确有困难，然病势到了严重的阶段，必须宗此诊法才比较妥善，《伤寒论》多以趺阳脉言之。就是个很好的例子。

第六章　诊　法

第七章 治 则

治疗之有法则，是以产除病变的障碍，恢复生理正常功能为目的，《内经》中从错综多变的病因中，探本穷原，通过辨症，作出正确诊断之后，除了运用刺灸导引按摩……等法以外，就以药的性味，配合君臣佐使，制方大小，掌握标本缓急，施以逆从正反，祛除扶正，七情异治，五方异宜诸治法。虽有寒热攻补等等之不同，总以制伏病主，不叛生理为原则。兹特节录其要者于下，读此可以得其大纲。

第一节 治 要

【原文】

［素问·至真要大论］大要曰，谨守病机⁽¹⁾各司其属，有者求之，无者求之，盛者责之，虚者责之，必先五胜，疏其血气令其调达而致和平。

【词解】

（1）病机：机是机要，凡一种疾病的发生须审察它属于藏府中的何藏何府，属于六气中的何气，这就是病的机要。

【释义】

凡一种疾病的发生，不外于藏府的变化，和风寒暑湿燥火的侵袭，为医生的应该辨别其属于那一部门，很谨慎小心地来掌握它。所发现的病状，是这个部门所应有的，同者推求其原因，如果不是这个部门所应有的，更当推求其原因，又于各属有无之间，分别其虚实而责之，此责之二字，含有两方面的意义，就是说属于实的，就要抑制它，属于虚的，就要扶助它，必先注意于五藏五行的偏胜，两疏通其血气，此疏字亦不是专主攻伐而言。凡虚则补，寒则温，热则清，寒则通，都是疏的意义，殊之得当，则血气自然调达，就不难回复正常的状态了，总之非谨守病机者，不能给予适当的治疗。

　　按： 本节经文是说明要掌握病机，病机既明，再辨别何症。是这一类所应有的，何症是这一类所不应有的，究竟是属虚，抑是属实，总要找出其偏胜的地方，而施以适当的治疗。浅观之，似乎空泛，细审之，确含有无穷的妙用，学者须玩索之。

第二节　五味有阴阳之用治法有逆从之殊

【原文】

　　[素问·至真要大论] 辛甘发散为阳，酸苦涌泄为阴，咸味涌泄为阴，淡味渗泄为阳，六者或收或散，或缓或急，或燥或润，或耎或坚，以所利而行之，谓其气使其平也……寒者热之，热者寒之，微者逆之，甚者从之，坚者削之，客者除之，劳者温之，散者散之，留者攻之，燥者濡之，急者缓之，散者收之，损者有益之，逸者行之，惊者平之，上之下之，摩之浴之，薄$^{(1)}$之劫$^{(2)}$之，开之发之，适事为故。何谓逆从？曰逆者正治，从者反治，从少从多，观其事也，反治何谓？曰热因寒用，寒因热用，塞因塞用，通因通用，必伏其所主而先其所因，其始则同，其终则异，可使破积，可使溃坚，可使气和，可使必已。

【词解】

（1）薄：当逐渐消磨讲。

（2）劫：当劫夺讲。

【释义】

　　五味阴阳之用，彼此相济以成，如药味辛甘的，主发汗疏散，而属于阳，酸苦的主上涌下泄，而属于阴，咸味同样有漏泄作用而属于阴，淡味有渗利小便作用而属于阳，这六种之中味酸的能收，味辛的能散，味甘的能缓味咸苦的能急，味苦的能燥，味辛的能润，味咸的能耎，味苦的能坚，总要审察对病有利而用之，以调和其病气使归于和平。至于一般的治疗方法，寒症治以热药，热证治以寒药，病势轻微的用逆治法，病势严重的用从治法。关于症状方面，坚实有形的，用克伐推荡法，客邪侵袭的，用向外驱除法，疲劳过度的温养法，情绪郁结的，用舒散法，积滞留聚的，用攻下法，枯燥的用滋润法，拘急的用缓和法，耗散的用收敛法。亏损的用补益法，因逸致病的，用运行法，由惊而起的，用镇静法，元气下陷的，则升之使上，病气上逆的，则抑之使下，或用按摩法，或用沐浴法，或用消磨法，或用劫夺法，或开泄或发散，总以中病为度，适可而止。什么叫作逆从呢？以寒治热，以热治寒，逆病气的，就是正治，以寒治热而佐以热药，以热治寒而佐以寒药，顺病气的就是反治，制方大小，从少从多，则应根据病情来确定。什么叫作反治呢？如寒病宜热，然寒甚者格热，须热药冷服，才能达到它的作用。热病宜寒，然热甚者格寒，须寒药热服，才能达到它的作用，若是闭塞的病，但其闭塞是由于虚损而气不运行，这样则用补益之品，补其虚而气自运行，是为塞因塞用。或是泄泻的病，但其泄泻是由于肠内有积滞，这样则用疏利之品以去其滞，而泻自止。是为通因通用。这都叫作反治。总的目的，是制伏其主病，但必先找出其致病的原因，起初气味虽同，终久作用则异，这样才能攻破久积的病，才能击溃坚实的病，方能使气血调和而将病治好。

按： 本节说明药味有阴阳之用，是能调和五藏病气的，总要因其所利而用之，又把病症分出许多类型，指示人们要针对症结而施治。但是每个类型，是泛指一般病态而言，必须分析其表里寒热虚实，治疗之法，也有逆从之分，逆者是正治，从者是反治。总的精神，不外伏其所主，而先其所因，了解其因素，消灭其因素，症状就有自然轻减了，此为《内经》治疗中最主要的法则。

第三节　寒之而热取之阴热之而寒取之阳

【原文】

［素问·至真要大论］论言治寒以热治热以寒，方士[1]不能废绳墨[2]而更其道也。有病热者，寒之而热，有病寒者，热之而寒，二者皆在，新病复起，奈何治？曰诸寒之而热者，取之阴；热之而寒者，取之

阳，所谓求其属也。服寒而反热，服热而反寒，其故何也？曰治其王气，是以反也，不治王而然者何也？曰：不治五味属也。夫五味入胃，各归其所喜攻，酸先入肝，苦先入心，甘先入脾，辛先入肺，咸先入肾，久而增气，物化之常也。气增而久，夭之用也。

【词解】

（1）方士：即指医生。

（2）绳墨：是为直之具，故以喻法度。

【释义】

论言治寒疾用热药，治热疾用寒药，为医生的是不能废此绳规而更其治法的，有热病服寒药而更热的，有寒病服热药而更寒的，不但原有的寒热依然存在，相反的更有新病增加，应该怎样治疗呢。凡是用寒药治热而热反增的，应当补其阴，阴足则热自退，凡用热药治寒而寒反甚的，应当补其阳，阳足则自消，所谓求其属类，就是这个道理。服寒药而反热，服热药而反寒，究竟是什么缘故呢？这是不根据病情而专治其王气，有以致之。如阳盛阴衰者，是阴虚火旺，医生不知道补阴以配阳，而专用苦寒的药，治火之王，岂知苦寒些沉降，沉降则亡阴，阴愈亡则火愈盛，所以服寒药而反热。又如阳衰阴盛者，是气弱生寒，医生不知补阳以消阴，而专用辛温的药，治阴之王，岂知辛温多耗散，耗散则亡阳，阳愈亡则寒愈甚，所以服寒药而反寒，这是专治王气，故有相反的结果。有的并非由于治王，必出现这种情况的这又是什么道理呢？如果不是由于治王所造成，就是五味之属，治有不当，凡五味入胃之后，各随其所喜好者而入之，如酸味先入肝，苦味先入心，甘味先入脾，辛味先入肺，咸味先入肾，如果长期服食，便能增强各藏之气，这是物理变化的必然现象，藏气增日久，那就此胜彼衰，这是导致夭殃的原因之一，所以反热反寒，而病总不能愈。

按：本节是复举寒热以探其治，治寒以热，治热以寒，本是正治之法，但有的用寒药治热病而热反增，用热药治寒病而寒反甚，此乃由于不知探求病本，再专治其王气或是由于五味偏用，积之既久，以致气有偏病，可见认症不清，用药不当，此足以使病势纠缠，补阴以退热，补阳以祛寒，此乃为用寒热之不应者而别出治法，是亦反佐之道。

第四节　邪风之至治之宜早

【原文】

［素问·阴阳应象大论］邪风之至，疾⁽¹⁾如风雨，故善治者，治皮毛，其次治肌肤，其次治筋脉，其次治六府，其次治五藏。治五藏者，半死半生也。故天之邪气感，则害人五藏，水谷之寒热感，则害于六府；地之湿气感，则害皮肉筋脉。善诊者，察色按脉，先别阴阳，审清浊而知部分，视喘息，听音声，而知所苦，观权衡规矩⁽²⁾而知病所主，按尺寸，观浮沉滑涩，而知病所生，以治无过，以诊则不失矣。

【词解】

（1）疾：当快速讲。

（2）权衡规矩：解见诊法篇。

【释义】

邪风侵袭人体，非常快速，如急风暴雨之骤至，从皮毛逐步达到了五藏，理应及时治疗，阻截它的蔓延，假使治之不早，病邪就要依次而入，到了病深且重，施治就不易了，所以善于治疗的人，邪气始伤皮毛的时候，即为施治，如果留而不去，即入于肌肤，故其须治肌肤。留而不去，即入于筋脉，故其次治筋脉，留而不去，即入于府，故其次须治六府，留而不去，即入于藏，故其次治五藏。邪在五藏经气之间，尚可救治为主，如果于犯藏器，则多不免于死，所以说治五藏者半生半死也。皮毛肌肤筋脉府藏之病，有因于天的，有因于地的，有因于人的，天有风寒暑湿燥火之六气，不当其时，即为邪气，风气入肺，寒气入肾，暑热之气入心，湿气入脾，燥气入肺，是害人之五藏，人所食的水谷，冷热贵于中和，寒则阴胜，热则阳胜，阳胜之热，阴胜生寒，都能害及肠胃。地之湿气属于脾土，土贯于四时，通于五行，凡人感染湿邪，所以皮肉筋脉，悉受其害，非若它气之各从其类，善于诊断的人，诊察病者的色泽和脉搏，首先要辨别病症的属阴属阳，凡五色表现于面，必须审察它的清明和浊暗，以求了解病邪的部位，用视察来观看病人呼吸的粗细短长，用听觉来辨别声音的高低，以求了解痛苦之所在，从脉象应四时的春规夏矩秋衡冬权中，来认识病为何藏所主，按病者尺寸脉象，从浮沉滑涩中来断定病之在表在里在阴在阳，以之施治，则无过愆，如此为诊法，自然不至于有失了。

按：本节是论治外邪的程序，当外邪初入的时候，人的藏府气血，没有受到若何的损伤，自然治之甚易，如果迁延不治，邪气就要深入，当真气相乱，此时欲攻邪则碍真，欲扶真则碍邪，即使外邪渐去，而真气已不可支了，所以外邪必须早治。还有一椿应该注意的，是外感多有挟食者，当思食为邪衰，为邪散则食自下，不必杂消导于发散之中，防其胃汁受伤，表邪内陷。至于望色闻声按脉诸诊法，本节也已略示端倪，学者自当触类引申以求深入。

第五节　病变不同治法亦异

【原文】

［素问·阴阳应象大论］故因其轻而扬之，因其重而减之，因其衰而彰之，形不足者，温之以气，精之不足者，补之以味。其高者因而越$^{(1)}$之，其下者引而竭$^{(2)}$之，中满者泻之于内，其有邪者渍形$^{(3)}$以为汗，其在皮者汗而发之，其慓悍$^{(4)}$者按而收$^{(5)}$之，其实者散而泻之，审其阴阳以别柔刚，阳病治阴，阴病治阳，定其血气，各守其乡，血实者宜决之，气虚宜掣引之。

【词解】

（1）越：当吐字讲。

（2）竭：作尽字讲。

（3）渍形：用药煎汤薰洗。

（4）慓悍：喻病势猛急。

（5）收：谓定其慓悍。

【释义】

治病之法，宜因势利导，如病在初期，来势经浅的宜汗而散之，不使传变。如病势沉重，药难去的，宜逐步轻减，勿使伤正，如身体虚弱的，宜用滋补之品，以振作藏器的功能，肌肉瘦弱者，当温之以气，如补气健中益胃升阳等法，精髓枯竭者，当补之以味，如滋肾填精益髓补脑等法。高谓病在上焦，病在上焦的，可因而越之，如酸苦涌泄烧盐探吐等法，下谓病在下焦，病在下焦的，可因而竭之，如润肠通便急下极阴等法，中焦胀满的，可用健运消导法以祛之。其有感受风寒，邪入经络，药不能汗的可用薰蒸法或用药煎洗浴法。其在皮毛的，可辨别其寒与温，而用辛温辛凉解表透邪法，还有突如其来，病甚汹涌的，按得其状可收而制之，如现在刮痧端摩推拿等法。病邪表现实象的，阴实可用温热之品散其寒，阳实可用苦寒之品泻其火，总要审察每一个病变的性质，是阳症，还是阴症，并区别用药是宜柔，还是宜刚，阳盛阴虚的滋其阴，阴盛阳虚的壮其阳。要使阴阳之气得其平衡，或血，或气，用治收分，不可紊乱，如邪在血分而血实的，宜导之下行，若决江河气在气分而气虚的，宜提其上升，如手掣物，这些都是因势利导的治法。

按： 按本节说明种，治疗的方法着重在一因字，含有因病制宜，因人制宜的意思，如病势有轻重，病有所高下，病源有邪正虚实之不同，又从邪实方面，分出轻和重，上和下等不同的疗法，从正虚方面，分出形和精，气和血等不同的疗法，举例虽不够全面，然亦可以看到祛邪扶正，是治疗两大纲领。学者应根据这个思想指导，逐条细心体会，以便掌握病状的特点，和病人的特点，分别解决治疗问题。

第六节 标本治法

【原文】

〔素问·标本病传论〕先病而后逆者，治其本，先逆而后病者，治其本，先寒而后生病者治其本，先病而后生寒者治其本，先热而后生病者治其本，先热而后生中满者治其标，先病而后泄者，治其本，先泄而后生他病者，治其本，必且调之，乃治其他病。先病而后生中满者，治其标，先中满而后烦心者治其本，人有客气[(1)]，有同气[(2)]，小大不利，治其标，小大利治其本，先小大不利而后生病者治其本（此句原文在间者并行甚者独行之后从吴昆说而移于此），病发而有余，本而标之，先治其本，后治其标，病发而不足，标而本之，先治其标，后治其本，谨察间甚⁽³⁾，以意调之，间者并行⁽⁴⁾，甚者独行⁽⁵⁾。

【词解】

（1）客气：张景岳云：客气者，流行之运气也，往来不常，故曰客气。

（2）同气：张景岳云：同气者，四时之主气也，岁岁相同，故曰同气。

（3）间甚：间，是言病之浅甚，是言病之深。

（4）并行：兼治叫作并行。

（5）独行：专治叫作独行。

【释义】

治病首先要明标本，标本既明，则缓急先后之间，不致颠倒错乱。有因病而后造成血气逆乱的，先病为本，后病为标，应当治其先病之本，若先由于气血逆乱，而造成病的，则先逆为本，后病为标，应当治其先逆之本。若先受寒邪而后发生其他病的，则先寒为本，后寒为标，应当治其先寒之本，如果本身先有病，而后发生寒症时，则先病为本，后寒为标，应当治其先病之本。若先受热邪，然后又发生其他病的，则先热为本，后病为标，应当治其先热之本。凡此都是治本之法。如果是由于感受热邪以后，而发生中满的，是胃中邪气作实，胃为藏府之本，胃满则药食之气不能行，藏府皆先其所养，应当采取急则治其标的办法，先治其中满，先病而后引起腹泄的，应当治其先病之本，先腹泄然后发生它病的，应当治其先泄之本，因为腹泄是脾胃失调，脾胃失调，就不能运行水谷之精微以养百骸，因此先须把脾胃调理好，然后再治其他的病，先有别的病而后引起中满的，是邪气入胃，胃气是人身的后天之本，所以必须急治之，若因中满，而使胃中湿热之气，上乘于心，而发生心烦的，如能治愈中满，则心烦也可解除，所以仍然是先治其本。流行之运气，是往来不常的，叫作客气，四时之主气，是岁岁相同的，叫作同气。气有不和，皆足以令人为病，无论客气为病，同气为病，即先有它病而后引起大小便不利的，此危急之候，虽为标病，亦当先治之，如果是大小便不利而后生它病的，那么即以大小便为本，应先治其本，若病发而邪气有余的，则本而标之，所谓本而标之者，是先治其病邪，然后再调其正气。病发而正气不足的，则标而本之，所谓标而本之者，是先扶其正气，然后再治其病邪，在治病以前，更当仔细观察是病浅，还是病重，然后再根据情况，为之调理，病浅的可以兼治，故曰并行。如果是病重的，难容杂乱，故曰独行。因为治不精专，为法之大忌，故当加意以调之。

按： 标本二字，包括甚广。本节所言，乃治疗之标本。先病为本，后病为标，凡病皆当治本，惟中满及大小便不利的专治其标。此不过因其急而不得不先之，未复指示标本之间，又当审其间甚，此亦施治之要道，学者不可不知。

第七节　审治服药之法

【原文】

［素问·五常政大论］补上下⁽¹⁾者从之，治上下者逆之，以所在寒热盛衰而调之，故曰上取下取，内取外取，以求其过；能⁽²⁾毒者以厚药，不胜毒者以薄药。气反者，病在上，取之下，病在下，取之上，病在中，傍取之，治热以寒，温而行之⁽³⁾，治寒以热，凉而行之。治温以清，冷而行之，治清以温，热而行之。

【词解】

（1）上下：谓司天在泉。

（2）能：同耐。

（3）行之：指服药。

【释义】

上谓司天，下谓在泉，因上下之气不足，而引起人体之不足的，应当补。因上下之气有余，而引起病变时，应治之使其平衡，补上下者是其味以和之，如木火不足，则用酸苦之味以补之，金水不足，则用辛咸之味以补之，治上下者，是逆其味以拆之，如风淫所胜，治以辛凉，热淫所胜，治以咸寒，寒淫所胜，治以甘热之类。从所见的寒热虚寒不同，而各随所宜，调之使和，但是欲调之使和，必须取其上下内外而诊察之，察其面目口舌为上取，问其二便通秘为下取，切其脉之虚实为内取，探其身之寒热为外取，这都是找寻病的所在，以便因症施治。望气有余，能耐受毒药的，宜治以厚味药，若其气不足，不能耐受毒药的，宜治以薄味药，如气反其常候治病者，也应该随机应变采取反治，病气壅于上，其治宜下降，病气滞于下，其治宜上升，病气在于中，而经脉行于左右，宜于针灸熨药而治其旁。至于服药之法，也须注意，以寒治热病，服药宜温，以热治寒病，服药宜凉，这是从治法，以清药而治温病，且冷服以行其温以服药而治清病，且热服以行其清，这是逆治法。

按：本节是根据本篇说明气候变化与万物关系之后，而谈到对人体疾病治疗的法则，诊察有上取下取内取外取诸法，治疗有从治逆治，上病取下，下病取上，病在中，宜旁取诸法，服药有热药冷服，冷药热服诸法，总的精神不外调其寒热盛衰，使之归于平衡，这些都是千古不易的大法。

第八节　毒药治病无伤其正

【原文】

［素问·五常政大论］有毒无毒服有约⁽¹⁾乎？曰病有久新，方有大小，有毒无毒，固宜常制矣。大毒治病，十去其六，常毒治病，十去其七，小毒治病，十去其八，无毒治病，十去其九，谷肉果菜食养尽之，无使过之，伤其正也。不尽行复如法，必先岁气，无伐天和，无盛盛⁽²⁾无虚虚⁽³⁾，而遗人天殃⁽⁴⁾，无致无无失正，绝人长命。

【词解】

（1）约：就是规则。

（2）盛盛：邪气既盛而又助之，叫作盛盛。

（3）虚虚：正气既虚而又攻之，叫作虚虚。

（4）每天殃：是天真受到灾害，一本作天殃。

【释义】

药有有毒无毒之分，服药治病，有什么限度没有？凡病有久新，处方有大小，因病处方，而用有毒无毒之药都应有它的常规的，所以用大毒药品治病，十去其六而止，用常毒的药品治病，十去其七而止，用小毒药品治病，十去其八而止，用无毒的治病十去其九而止。而有余未尽者则当以谷肉果菜饮食之类，培养正气，而余邪自尽，药品攻邪，中病即止，是不可过剂，损伤人的正气的，如此而病不尽，则再行前法以渐除之，然必先明白岁气的偏胜，不可过用毒药，戕伐天真冲和之气，更不可不察虚实的而妄为补泻，以致盛的更盛，虚的更虚，万端之病，从此而甚，使人天真之气，受到伤害，所以给人治病，既不要盛盛虚虚以招致邪气，更不要戕伐天和，以失掉人的正气，如果攻邪伤正，那就是灭绝人的生命。

按： 药饵是驱邪的，谷肉果菜是养正的，人以正气为主，体质的盛衰，生命的修短，都与正气的存亡息息相关，所以当病邪侵袭的时候，不得已而服药，不独毒品要有节制，即无毒治病，亦只能十去其九而止，过之就要伤人的正气。营养方面最要注意，更要审察岁气的偏胜，人体的虚实，而施补泻始终不外时时照顾病者的正气，这是祖国医学在治疗上的卓越见解。

第九节　有故无殒

【原文】

［素问·六元正纪大论］妇人重身^(1)，毒之^(2)何知？曰有故无殒，亦无殒^(3)也。其故何谓也？曰：大积大聚，其可犯也，衰其大半而止，过者死。

【词解】

（1）重身：妇人怀孕叫作重身。

（2）毒之：是用峻利的药品以治病。

（3）殒：音陨，当伤字讲。

【释义】

孕妇有病，有时须要用猛峻的药品治疗的，不用则病不能愈，用之又恐有碍于胎，应该怎样呢？如果有病，是可对症下药的，所谓有病，则病当之，既不伤及胎儿，又不损坏母体。这个道理是如何说法呢？凡大积大聚，充满于肠胃之中，非用峻剂攻伐，不能达到去病的目的，这时候当然要用猛峻的药品以攻伐，但是攻伐不可太过，当本大毒治病十去其六一语为法，十去其六，就是衰其大半，衰其大半，便当禁止再进，假使用量过度，就要使人受伤而死亡。

按：毒药攻邪，最伤正气，即体质壮实的人，犹当郑重考虑使用，何况孕妇，当此不用则病不能去，用之又恐殒身的时候，经文既作了一个衰其大半而止的明确指示，又戒之曰过者死，这就给治疗定出了规律，学者宜服膺勿失。